国民营养科
——母婴营养膳食指导

主　审　杨振宇　汪之顼

主　编　刘长青　郭战坤

副主编　赵永丽　薛红妹

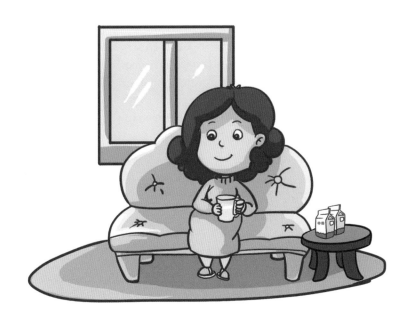

人民卫生出版社
·北京·

图书在版编目（CIP）数据

母婴营养膳食指导 / 刘长青，郭战坤主编 . —北京：人民卫生出版社，2022.2

（国民营养科普丛书）

ISBN 978-7-117-30341-5

Ⅰ. ①母… Ⅱ. ①刘…②郭… Ⅲ. ①孕妇－膳食营养②产妇－膳食营养③婴幼儿－膳食营养 Ⅳ. ①R153.1

中国版本图书馆 CIP 数据核字（2020）第 145689 号

| 人卫智网 | www.ipmph.com | 医学教育、学术、考试、健康，购书智慧智能综合服务平台 |
| 人卫官网 | www.pmph.com | 人卫官方资讯发布平台 |

国民营养科普丛书——母婴营养膳食指导

Guomin Yingyang Kepu Congshu——Muying Yingyang Shanshi Zhidao

主　　编：刘长青　　郭战坤
出版发行：人民卫生出版社（中继线 010-59780011）
地　　址：北京市朝阳区潘家园南里 19 号
邮　　编：100021
E - mail：pmph @ pmph.com
购书热线：010-59787592　　010-59787584　　010-65264830
印　　刷：北京盛通印刷股份有限公司
经　　销：新华书店
开　　本：710×1000　　1/16　　印张：8
字　　数：135 千字
版　　次：2022 年 2 月第 1 版
印　　次：2022 年 4 月第 1 次印刷
标准书号：ISBN 978-7-117-30341-5
定　　价：39.00 元
打击盗版举报电话：010-59787491　　E-mail：WQ @ pmph.com
质量问题联系电话：010-59787234　　E-mail：zhiliang @ pmph.com

编 者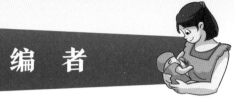

（以姓氏笔画为序）

于江帆　北京市朝阳区疾病预防控制中心
刘长青　河北省疾病预防控制中心
张　翠　河北省疾病预防控制中心
赵永丽　河北省疾病预防控制中心
郭战坤　河北省保定市妇幼保健院
薛红妹　河北医科大学第一医院

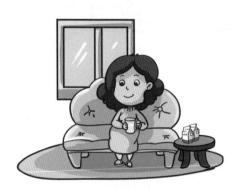

《国民营养科普丛书》

编写委员会

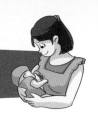

编委会主任　刘金峰　国家卫生健康委员会食品安全标准与监测评估司
　　　　　　　　高　福　中国疾病预防控制中心
　　　　　　　　卢　江　中国疾病预防控制中心

科 学 顾 问　王陇德　中国工程院院士
　　　　　　　　陈君石　中国工程院院士
　　　　　　　　杨月欣　中国营养学会理事长
　　　　　　　　杨晓光　中国疾病预防控制中心营养与健康所研究员

主　　　编　丁钢强　中国疾病预防控制中心营养与健康所
　　　　　　　　田建新　国家卫生健康委员会食品安全标准与监测评估司
　　　　　　　　张志强　全国卫生产业企业管理协会

副 主 编　张　兵　中国疾病预防控制中心营养与健康所
　　　　　　　　刘爱玲　中国疾病预防控制中心营养与健康所
　　　　　　　　徐　娇　国家卫生健康委员会食品安全标准与监测评估司

编　　　者　（按姓氏汉语拼音排序）
　　　　　　　　戴　月　江苏省疾病预防控制中心
　　　　　　　　龚晨睿　湖北省疾病预防控制中心
　　　　　　　　郭战坤　保定市妇幼保健院
　　　　　　　　李绥晶　辽宁省疾病预防控制中心
　　　　　　　　李晓辉　成都市疾病预防控制中心
　　　　　　　　梁　娴　成都市疾病预防控制中心
　　　　　　　　刘长青　河北省疾病预防控制中心
　　　　　　　　刘丹茹　山东省疾病预防控制中心

栾德春　辽宁省疾病预防控制中心
苏丹婷　浙江省疾病预防控制中心
辛　宝　陕西中医药大学公共卫生学院
熊　鹰　重庆市疾病预防控制中心
张　丁　河南省疾病预防控制中心
张俊黎　山东省疾病预防控制中心
张书芳　河南省疾病预防控制中心
张同军　陕西省疾病预防控制中心
章荣华　浙江省疾病预防控制中心
赵　耀　北京市疾病预防控制中心
周永林　江苏省疾病预防控制中心
朱文艺　陆军军医大学新桥医院
朱珍妮　上海市疾病预防控制中心

编委会专家组　（按姓氏汉语拼音排序）
陈　伟　北京协和医院
丁钢强　中国疾病预防控制中心营养与健康所
葛　声　上海市第六人民医院
郭云昌　国家食品安全风险评估中心
黄承钰　四川大学
刘爱玲　中国疾病预防控制中心营养与健康所
楼晓明　浙江省疾病预防控制中心
汪之顼　南京医科大学
王惠君　中国疾病预防控制中心营养与健康所
王志宏　中国疾病预防控制中心营养与健康所
吴　凡　复旦大学
杨振宇　中国疾病预防控制中心营养与健康所
易国勤　湖北省疾病预防控制中心
张　兵　中国疾病预防控制中心营养与健康所
张　坚　中国疾病预防控制中心营养与健康所
张　倩　中国疾病预防控制中心营养与健康所
朱文丽　北京大学
周景洋　山东省疾病预防控制中心

编委会秘书组　（按姓氏汉语拼音排序）
刘爱玲　中国疾病预防控制中心营养与健康所
马彦宁　中国疾病预防控制中心营养与健康所

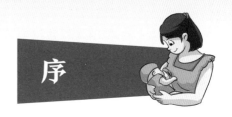

序

随着我国社会经济快速发展,国民营养健康状况得到明显改善,同时也伴随出现新的问题和挑战。一方面,人民群众对营养健康知识有着强烈渴求,另一方面,社会上各种渠道传播的营养知识鱼龙混杂,有的甚至真假难辨。因此,亟须加强科学权威的营养科普宣传,引导人民群众形成真正健康科学的膳食习惯和生活方式,提升人民群众营养素养与水平,切实增强人民群众获得感与幸福感。

为贯彻落实《国民营养计划(2017—2030 年)》"全面普及营养健康知识"和健康中国合理膳食行动要求,国家卫生健康委员会食品安全标准与监测评估司委托中国疾病预防控制中心营养与健康所组织编写《国民营养科普丛书》12 册,其中《母婴营养膳食指导》《2~5 岁儿童营养膳食指导》《6~17 岁儿童青少年营养膳食指导》《职业人群营养膳食指导》和《老年人营养膳食指导》详细介绍了不同人群的营养需求和膳食指导;《常见食物营养误区》和《常见食品安全问题》对居民关注的营养与食品安全的热点问题及存在误区进行了详细解答;《身体活动健康指导》和《健康体重管理指导》详细介绍了不同人群的身体活动建议以及如何保持健康体重;《常见营养不良膳食指导》《糖尿病膳食指导》《心血管疾病膳食指导》针对不同疾病的营养需求给出了有针对性和实用性的指导。

丛书围绕目前我国居民日常生活中遇到的、关心的问题,结合营养食品科研成果和国内外动态,力求以通俗易懂的语言向大众进行科普宣传,客观、全面地普及相关营养知识。丛书采用一问一答、图文并茂的编写形式,努力做到深入浅出,整体形成一套适合不同人群需要,兼具科学性、实用性、指导性的营养科普工具书。

　　丛书由 100 多位营养学、医学、传播学及健康教育等相关领域的专家学者共同撰写,历经了多次研讨和思考,针对不同人群健康需求,凝练了近 2 000 个营养食品相关热点问题,分类整理并逐一解答。丛书以广大人民群众为主要读者对象,在编写过程中尽量避免使用专业术语,同时也可为健康教育工作者提供科学实用的参考。希望丛书的出版能够成为正确引导广大居民合理膳食的有益工具,为促进营养改善和慢性病防治、提升居民营养素养提供帮助。

编委会

2022 年 1 月

前　言

　　2017 年国务院办公厅印发了《国民营养计划(2017—2030 年)》,提出了许多关于妇幼营养的指标,如到 2020 年实现孕妇贫血率下降到 15% 以下,纯母乳喂养率达到 50% 以上,5 岁以下儿童生长迟缓率控制在 7% 以下等有关妇幼人群的指标,六项重点行动中第一项就是生命早期 1 000 天营养健康行动。该行动要求开展孕前和孕产期营养评价与膳食指导;推进县级以上妇幼保健机构对孕妇进行营养指导,将营养评价和膳食指导纳入我国孕前和孕期检查;建立生命早期 1 000 天营养咨询平台;实施妇幼人群营养干预计划;降低孕妇贫血率,预防儿童营养缺乏;提高母乳喂养率,培养科学喂养行为;提高婴幼儿食品质量与安全水平,推动产业健康发展。2019 年国家又颁布了《健康中国行动(2019—2030 年)》,其中第二项行动就是合理膳食行动,其中也有妇幼营养的指标,对个人和家庭、社会、政府三方面提出了具体的要求,以达到改善我国妇幼人群营养的目的。

　　合理膳食是保证健康的基础,近年来,我国居民营养健康状况明显改善,但仍面临营养不足与超重、肥胖并存,营养相关疾病多发等问题。与此同时,纯母乳喂养率为 20.8%,基本纯母乳喂养率为 48.3%,孕期体重增加过多,产后体重滞留等,5 岁以下儿童生长迟缓率为 8.1%,孕妇、儿童、老年人群贫血率仍较高,钙、铁、维生素 A、维生素 D 等微量营养素缺乏依然存在,膳食纤维摄入明显不足。广大人民群众又对营养知识有着迫切的需求,社会上各种媒体每天都推送大量的养生保健知识,而这些内容又说法不一,使得广大人民群众和基层医务工作者十分困惑迷茫。

　　为了提高广大城乡居民的营养素养,更好地指导群众进行合理膳食,消除营养误区,我们组织专家编写了针对广大人民群众和基层医务工作者的读本。本书针对孕产妇和婴幼儿,围绕生命早期1 000天这一特殊生命周期进行常见营养问题答疑及膳食指导,力求以通俗易懂的语言将正确的膳食营养知识传播给大众,使广大读者能够从中受益。

由于实践及水平有限,书中涉及内容又较多,难免出现差错,可能与读者的要求有一定距离,请各位读者批评指正。

主编
2022年1月

目 录

五、7~24 月龄婴幼儿营养相关问题解答与辟谣 …………………… **75**

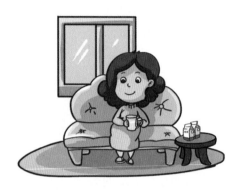

一、备孕期营养相关问题答疑与辟谣

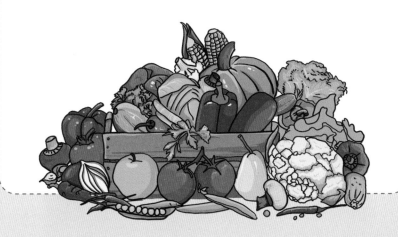

备孕是指夫妻双方有计划地怀孕,并在"身"和"心"两方面做必要的前期准备,是优生优育的重要前提。其中,孕前女性的营养状况不仅与妊娠结局有关,还与以后胎儿、婴幼儿的生长发育远期健康有关。营养备孕就是要通过饮食或营养补充剂来维持良好的身体健康状态或改善某些营养不良的状态,提前创造适合胎儿健康生长的环境,是优生优育不可缺少的一个环节。为了女性及下一代的健康,夫妻双方都应该做好孕前的营养准备。

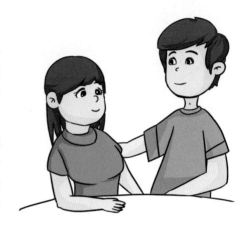

1. 为什么备孕时也要充分考虑营养准备

这是因为胚胎及胎儿的营养素都是来源于母体的,孕前母体的营养状态影响着胚胎的营养供给。例如,对于胚胎的脑细胞来说,妊娠早期是决定脑细胞形成数目能否达到正常的关键时期,其所需的营养是直接从子宫内膜中获得的,而子宫内膜所含的营养状况是在孕前就形成的,它的营养是否全面自然影响着胚胎发育的质量。另外也有研究显示,如果女性经常不吃早餐,那她卵巢功能异常的概率是吃早饭女性的数倍。

影响生殖健康的因素有很多,与物理、化学、社会、环境因素等因素相比,营养因素是可以调控的。所以,为了保证生育质量,备孕期妇女应重视营养因素。在妊娠前至少半年,就应该调整和改善不合理的饮食,加强营养贮备,为孕育健康宝贝做准备。

2. 备孕期女性在营养方面要做哪些准备

(1) 饮食均衡合理:怀孕前的饮食不一定要精、多,而是要合理。首先要求膳食种类齐全,尽可能摄入多种营养物质,包括碳水化合物、脂类、蛋白质、矿物质、维生素和水,它们存在于多种食物中,如谷物、蔬菜、肉类、水果等;其次要求科学地烹调加工,能够使食物易于消化、吸收;最后要保持合理的进餐规律和良好的饮食习惯。

（2）纠正营养失衡：营养失去平衡会导致营养不良，从优生角度考虑，怀孕女性机体内营养缺乏或过剩会导致胎儿发育所需的某些营养素短缺或过多，对优生不利。女性在怀孕前应当对自己的营养状况做一个全面的了解，建议去正规的医疗机构做检查，请医生帮助诊断，以便有针对性地调整饮食。

（3）管理自身体重：备孕期女性的健康以及从食物中摄取的营养物质会影响卵子的健康。如果体重过低，容易导致不孕，或者导致在怀孕期间营养不良，使胎儿在宫内生长受限。如果过于肥胖，易导致妊娠期并发症，如妊娠期高血压、妊娠期糖尿病等，且能导致超常体重儿的出生。故备孕期女性要根据自身情况，通过饮食和运动相结合的方式，管理自身体重。

小贴士：怎样查看自己的体重是否正常

衡量体重标准的方法有很多，一般采用的是体质指数的计算方法（BMI 法）。将自身的体重、身高代入下列公式，计算体质指数。

体质指数 = 体重（千克）÷ 身高（米）^{2}

低体重：体质指数 <18.5 千克 / 米 ^{2}

正常体重：18.5 千克 / 米 ^{2} ≤体质指数 <24.0 千克 / 米 ^{2}

超重：24.0 千克 / 米 ^{2} ≤体质指数 <28.0 千克 / 米 ^{2}

肥胖：体质指数≥28.0 千克 / 米 ^{2}

例如：一位成年女性，身高 1.62 米，体重 55 千克，那她的体质指数 = $55÷1.62^2$ 千克 / 米 ^{2}=20.96 千克 / 米 ^{2}，体质指数在 18.5~24.0 千克 / 米 ^{2} 之间，属于正常体重。

3. 补充营养的误区

"补充营养"并不是开怀大吃的理由，因为补充营养并不是多吃多喝。所谓的"补"是在相对满足一天所需能量的基础上，进行食物多样化的搭配，来保证各种营养素的量及相互间的比例适宜。在补充营养之前应该注意以下几点：

（1）不一定要补：在备孕期间，身体确实需要某些营养成分。但是，如果原

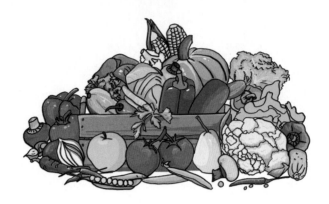

有的饮食既可以满足身体日常活动的需要,又可以提供足够的营养,使身体保持良好的健康状态,那么在备孕期内并不一定要补。

(2) 补充营养的量:并不是多就一定好,无论维生素还是矿物质过少或过多,都会产生负面的影响。例如,女性怀孕早期缺乏叶酸可引起神经管畸形,但过量会使胎儿发育迟缓;男性精浆锌过少可导致精子数量减少,但精浆锌过多可使精子活力下降。具体各个营养素的摄入量可参考中国营养学会推荐的参考摄入量。

(3) 有针对性地补:补充营养并不是盲目地吃保健品,而是根据需要有针对性地补。如:女性在怀孕前期叶酸的需要量是增加的,但食物在储存和烹调过程中叶酸损失较多,所以可以按照规定的剂量服用叶酸补充剂,其余营养素通过调整饮食结构即可满足自身需要。如果因严重缺少某种营养素而导致相关疾病,应在医生的建议下服用相应补充剂。

4. 备孕期女性每天应该吃什么,吃多少

我们人体需要 40 多种营养素,这些营养素存在于不同的食物中,例如:大米、小麦等主食主要为人体提供碳水化合物、B 族维生素等,蔬菜水果主要提供维生素、矿物质等,畜禽肉类主要提供蛋白质、维生素等。为了摄入充足的营养,建议女性的膳食应做到种类多样。虽然每天的食物种类可能不同,但对每类食物的数量是有要求的,根据《中国备孕妇女平衡膳食宝塔》推荐,备孕期的女性每天摄入的食物种类和数量应该维持在以下水平:

(1) 谷薯类 250~300 克,其中全谷物及杂豆 50~75 克,薯类 50~75 克;

(2) 蔬菜类 300~500 克,每周吃一次含碘海产品,如海带、紫菜等;

（3）水果类 200~350 克；

（4）鱼禽肉蛋类 130~180 克，其中瘦畜禽肉 40~65 克、鱼虾类 40~65 克、蛋类 50 克，每周吃 1~2 次动物血或畜禽肝脏；

（5）奶类 300 克；

（6）大豆 15 克，坚果 10 克；

（7）加碘食盐 <6 克；

（8）油 25~30 克；

（9）水 1 500~1 700 毫升。

5. 叶酸是什么

叶酸，最初从菠菜叶子中提取出来，因而得名叶酸。它是人体利用氨基酸时的必要物质，是机体细胞生长和繁殖必不可少的微量营养素。叶酸在人体内不能合成，只能从外界摄取。它广泛存在于动植物食物中，动物性食物包括肝脏、肾脏、鸡鸭蛋类等；植物性食物包括深绿色蔬菜如菠菜、茴香、蒜苗、油菜等，以及黄豆和坚果类等。

叶酸是胎儿生长发育不可缺少的营养素，女性在怀孕时，对叶酸的需求量是正常人的 4 倍。有研究显示，如果叶酸缺乏，会使孕妇先兆子痫和胎盘早剥的发生率增高，胎盘发育不良而引起流产，在孕早期缺乏叶酸还可导致胎儿脑、神经管畸形，表现为脊柱裂和无脑畸形等中枢神经系统发育异常。

6. 叶酸缺乏的原因

人体叶酸缺乏可由多种因素导致，包括摄入不足、吸收利用不良、代谢障碍、需要量增加或排泄增加。其中，摄入不足是指从膳食获取叶酸不够，一方面可能由于偏食，不常吃叶酸含量丰富的食物，导致从食物中摄取的叶酸量较少；另一方面，叶酸不稳定，热、光、氧都会使叶酸分解为没有生物学功能的蝶呤和对氨基苯甲酸。所以如果食物贮存过久和过高温度烹调，都会引起食物中叶酸的损失，一般损失率为 50%~70%，最高可达 90%，那么即使吃再多含叶酸丰富的食物，也依然可能缺乏叶酸。

所以备孕期女性需要注意叶酸补充剂的使用。

7. 叶酸补充剂怎样吃

建议备孕期女性在怀孕前 3 个月补充叶酸。这是因为胚胎神经管分化发生在受精后 2~4 周,即 4~6 孕周,而女性意识到自己怀孕通常在第 5 孕周或更晚些的时候,如果发现怀孕后再补充叶酸,无疑为时已晚。所以女性必须从怀孕前 3 个月开始每天补充 400 微克叶酸,使体内叶酸浓度达到有效水平和稳定状态。这样才能保证胚胎早期有较好的叶酸营养状态,满足其神经管分化对甲基的需要,降低胎儿神经管和多器官畸形发生的风险。

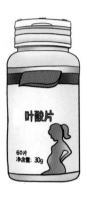

8. 备孕期为什么要注重碘的摄入

孕前补充叶酸是比较熟知的,但很多人会忽视另一个重要的营养物质——碘,它是人体合成甲状腺激素的原料,而甲状腺激素参与脑发育期大脑细胞的繁殖与分化,是人脑发育所必需的内分泌激素。碘缺乏可导致甲状腺激素的合成和分泌减少,影响胎儿及婴幼儿的神经发育。

据研究,孕前和妊娠早期补碘能改善因严重碘缺乏所导致的子代死亡、神经系统异常及运动、认知障碍表现,因此建议备孕期女性适当食用一些富含碘的天然食品,每周吃一次海带、紫菜、海贝、海鱼、虾皮等含碘丰富的海产品。另外,由于地域或条件限制,无法从食物中摄取足量碘的,应该选用加碘食盐以保证有规律地摄入碘。

9. 每天吃多少加碘食盐

不一定要吃得很咸才能达到补碘的效果,根据我国《食品安全国家标准 食用盐碘含量》规定现行食盐强化碘的量为 20~33 毫克 / 千克(20~33 微克 / 克),碘盐在烹调等环节可能损失 20%,按每天食盐推荐的摄入量 6 克计算,摄入的碘约为 96~158 微克(不同地区可根据当地碘盐的实际添加量估算)。每天通过加碘食盐摄入的碘量,加之从食物中摄入的碘,便可以满足机体的需要。

10. 备孕期为什么要注重铁的摄入

铁是人体必需的微量元素,也是体内含量最多的微量元素之一,主要存在于血红蛋白中。它是育龄女性需要量高于成年男性的唯一营养素,但实际上育龄女性的铁贮存量要低于男性,尤其是女性在怀孕后,铁既要满足孕妇自身的需要,又要满足胎儿生长发育的需要,导致现在很多妊娠期女性都患有缺铁性贫血。贫血对女性和胎儿均有不良影响,严重时可导致胎儿宫内缺氧、流产、死胎、新生儿低出生体重等情况的发生。

如果女性在怀孕前期已经是缺铁的状态,就很容易引起怀孕时铁缺乏和贫血。因此缺铁的女性在备孕时,可以按医嘱服用铁剂以预防贫血,那些不能坚持服铁剂的女性,应通过饮食摄入足量的铁。不缺铁的女性只要坚持合理膳食,能达到铁的每日推荐摄入量 20 毫克即可,无须过度地去补铁,否则可能会提高妊娠期糖尿病的风险。

11. 怎样通过饮食补铁

提起补铁、补血,可能大多数人首先想到的食物是红枣、桂圆,它们常常被当作补血的佳品来改善女性贫血。但事实上,红枣的补血效果还不如动物肝脏、动物血,也不如猪、牛、羊、马等动物的瘦肉。这是因为动物肝脏、动物血及瘦肉等含铁较多且提供的是血红素铁,容易被吸收,并且其人体生物利用率也比较高。而红枣含铁量虽然不少,但提供的是非血红素铁,人体不能直接吸收,必须在胃酸、维生素 C、有机酸等物质的作用下才能吸收。

如果想要达到补铁补血的目的,应选择动物肝脏、动物血及瘦肉。另外,也可以选择食用大豆及蛋类补充铁,交替食用这些食物来增加体内铁含量。

值得注意的是,在补充铁的同时,不要忽视对其他营养素的补充,否则很难达到防治贫血的效果。对于已经发生贫血的患者,建议在医生的指导下补充铁剂。

12. 备孕期为什么要注重钙的摄入

女性在怀孕后对钙的需要量增加,如果缺乏可能会出现小腿抽筋、牙齿松动、关节及骨盆疼痛。所以建议女性在孕前摄入充足的钙,加强钙储备来保证自身和以后胎儿的需要。但在补钙时应注意：

（1）钙的来源：可以通过食物摄取，选择食物不仅要选择含钙量高的，还要选择吸收率较高的，如奶及奶制品、虾皮、芝麻酱、豆类及豆制品等，都可以作为钙源。有些食物，如菠菜，每100克含有66毫克的钙，含量虽然高，但菠菜中钙的吸收率较低，就不宜作为钙源。

（2）补钙要适量：我国居民膳食成人钙的适宜摄入量是每天800毫克。最高不超过2 000毫克。如果每天喝250毫升牛奶就能获得约300毫克的钙，其余钙源可以通过食物的摄入来满足机体需要。

（3）维生素D可以促进钙的吸收：在补钙的同时也要补维生素D，获取维生素D最简单的方式是晒太阳。维生素D在紫外线照射下可以由皮肤合成，所以只要经常接触阳光一般就不会发生维生素D缺乏。

（4）吃钙片最好选择是在睡觉前，或者在两餐之间进行：因为谷类、蔬菜含有的草酸、植酸、磷酸会阻碍钙的吸收，钙很容易与它们发生反应，相结合变成不能吸收的物质。

13. 什么是维生素，哪些与生育有关

维生素是维持机体生命活动过程所必需的一类微量的低分子有机化合物。维生素的种类很多，化学结构各不相同，在生理上既不是构成各种组织的主要原料，也不是体内的能量来源，但它们却在机体物质和能量代谢过程中起着重要作用。在备孕期女性及男性需要做的很多准备工作中，最重要的是维生素的摄入，它是人体必需的营养素，如果严重缺乏就会引起代谢障碍。

（1）维生素A：具有抗氧化作用。女性缺少维生素A时，可能会发生月经过多，使体内铁大量流失。维生素A对男性也具有一定的作用，可以提高精子能力，尤其对不孕男性的精子能力恢复起着重要的作用。

（2）B族维生素：维生素B_{12}对男性生育健康有重要影响，缺少可使男性睾丸发育不良，精子形成障碍。

（3）维生素C：具有抗氧化作用，是一种水溶性的活性氧高效清除剂，在精浆中的浓度比血液中高10倍。有外国学者认为25岁以上的男性，通过增加饮食摄入的维生素C可以减低精子凝集和不正常精子的百分比，同时增加精子的活力及成熟精子的数量，这是由于维生素C的抗氧化特性可以保护精

子线粒体免遭过氧化损伤;同时维生素 C 可保护人精子质膜完整。补充维生素 C 减少了精子及其功能受损的危险,也就减少了子女罹患遗传病或癌肿的危险。

(4) 维生素 D:不仅仅能维持体内钙磷稳态和促进骨骼的钙盐沉积,还参与了人类生殖的各个环节。维生素 D 参与了合成性激素(主要是睾酮、雌二醇和抗苗勒氏管激素)的调控,可以增强精子活力,并且和精子细胞内的钙、锌含量有关。它的不足和缺乏均会影响卵子和精子的质量及数量。

(5) 维生素 E:也被称作生殖维生素。它是精子抗氧化系统中最基本的组成成分,是针对活性氧和脂质过氧化的一种重要的膜保护物质。在特发性少弱精子症的抗氧化治疗中,维生素 C、维生素 E 常被作为辅助药应用。

由于不同的维生素对人体起着不同的作用,所以备孕期女性和男性应注意多种维生素的摄入。

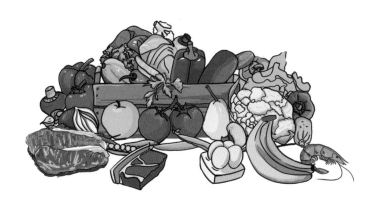

14. 几种维生素的主要食物来源

(1) 维生素 A:各种动物肝脏(羊肝、牛肝、鸡肝、鹅肝等)、禽类蛋黄、奶油、深绿色或红黄色的蔬菜和水果,如西蓝花、菠菜、油菜、芥蓝、胡萝卜、芒果、桔、杏等。

(2) 维生素 B_{12}:肉类、动物内脏、鱼、禽及蛋类等。

(3) 维生素 C:新鲜蔬菜和水果,如辣椒、西红柿、油菜、卷心菜、菜花、芥菜和樱桃、石榴、柑橘、柠檬、柚子、草莓等。

(4) 维生素 D:深海鱼(如沙丁鱼)、肝脏、蛋黄等动物性食品及鱼肝油制剂。牛奶中维生素 D 来源较差,但可食用维生素 D 强化牛奶。

（5）维生素 E:植物油(豆油、胡麻油、芝麻油、花生油等)、麦胚、坚果(葵花子、核桃、榛子等)、豆类及其他谷物等。

15. 备孕时水果怎样吃

水果种类繁多,新鲜的水果含水分较多,富含人体所必需的维生素、矿物质和膳食纤维,并且由于富含多种有机酸、芳香物质和色素成分等,它们具有良好的感官、可以增进食欲。有些备孕期女性或为了控制体重,或为了补充营养素就食用大量的水果,这种做法是不科学的。

虽然水果营养丰富,但有的水果糖分含量很高。如果过多地摄入糖分,会增加体内血糖的含量,很可能引发妊娠期糖尿病,如果血糖控制得较差,将会造成流产、胎儿畸形、胎儿智力低下等发生率增加,以及新生儿低血糖、低血钙、低血镁等的发生率增加。也有国外的研究表明,食用过多的果糖会使人体缺铜,导致血胆固醇增高,引起冠心病。

另外如果把水果当主食食用,正餐的质量便会下降,很可能会导致营养不良。这是因为虽然水果中的矿物质、维生素 C 的含量较为丰富,但蛋白质、脂肪、维生素 B_1、维生素 B_2 等的含量并不高。为了摄取全面、丰富的营养,不能只局限于吃水果,应保证食物种类多样,还需食用谷类、鱼、肉、蔬菜等其他食物。

16. 可以吃甜品等高糖食物吗

备孕期女性偶尔吃甜食对身体是没有影响的,如果血糖水平一直很稳定,没有出现高血糖,正常是可以吃甜品的,但不能长期大量食用。这是因为:

（1）经常吃甜食,容易产生饱腹感,正餐的量就会减少,虽然能量满足了一天所需,但其他营养素的摄入就会减少,很可能会导致营养不良。

（2）长期大量吃高糖的甜品,而没有增加运动的话,多余的能量很容易转变成脂肪贮存在体内,造成肥胖,不利于备孕。

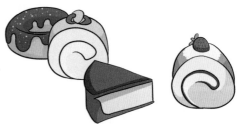

（3）进食高糖食物会促使胰岛素分泌增多，如果长期大量进食会引起糖代谢紊乱，成为潜在的糖尿病患者，如果怀孕后也保持着吃高糖食物，很可能会患妊娠期糖尿病。

甜品虽然在口感上能极大提高食欲，增加愉悦感，但里面大量的油脂、糖分、盐等成分是不容忽视的。

17. 素食影响怀孕吗

长期素食确实会对女性的生育能力产生影响。德国的一个研究显示，将一些女性分为素食组和正常饮食组，在为期 6 周的减肥后，素食组中有 78% 的人出现了停止排卵的生理现象，且该组中几乎所有人的月经周期都比正常时间短，而正常饮食组中约 67% 的人月经和排卵都处于正常状态。之所以素食组出现停止排卵的现象，研究者分析可能与摄入蛋白质过少而导致激素分泌异常、月经周期紊乱有关。

长期食素有蛋白质以及 B 族维生素、钙、铁、锌等营养物质缺乏的风险，因此给素食者的饮食建议如下：

（1）注意蛋白质的摄入：可以从豆制品、坚果类、鸡蛋或乳制品中获取蛋白质。

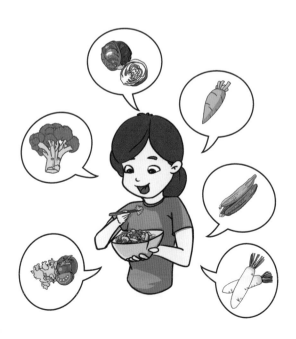

（2）注意维生素的补充：可以食用海产品，如紫菜、海带等补充，素食者易缺乏的维生素 B_{12}，最好再服用维生素补充剂。

（3）注意矿物质的补充：对于素食者易缺乏的铁、钙，可以从豆制品、核果类、牛奶制品等食物中获取。

18. 咖啡影响怀孕吗

在备孕期间内，少量饮用咖啡对怀孕是没有影响的，但需要注意的是：

（1）不要添加太多的糖，高糖会引起糖代谢紊乱，影响女性受孕，如果伴有肥胖状态的话，就要尤为注意。

（2）不过量，咖啡中含有能兴奋神经、驱走睡意并恢复精力的咖啡因。它作为一种能够影响女性生理变化的物质，可以在一定程度上改变女性体内雌、孕激素的比例，从而间接抑制受精卵在子宫内的着床和发育；体内大量沉积的咖啡因还会降低精子和卵子的质量，降低受孕的成功率。

（3）喝过多的咖啡，可能会降低机体对铁质的吸收，而怀孕后母体会需要大量的铁，最好在备孕期间储存足量的铁。

所以备孕期女性如果喜欢喝咖啡的话，可以每天或偶尔喝一杯，但不要喝太多。

19. 怎样控制备孕期体重

不同体重的女性采取的饮食措施不同，可以根据自己的体质指数来调整自己的膳食结构。下面是根据不同的体质指数给出的饮食建议：

体质指数（BMI）大于等于 18.5 千克／米^2 且小于 24.0 千克／米^2，即正常体重范围的备孕期女性，建议饮食多样化、进餐规律化，继续保持平衡的膳食，为孕育宝宝创造最佳的生理条件和状态。

体质指数小于 18.5 千克／米^2，即低体重的备孕期女性，建议通过适当增加食物量和规律运动来增加体重，如每天适量增加奶类、鱼虾、肉蛋类食物的摄入量，适当补充维生素、矿物质的摄入。并且根据个人膳食情况，每天可有 1~2 次的加餐。注意：一定要按照医生的建议去增加体重，避免体重增长过度。

体质指数大于等于 24.0 千克／米^2 和大于等于 28.0 千克／米^2，即超重和肥胖的备孕期女性。建议控制食物的摄入量,改变不良饮食习惯。首先,在营养均衡的原则基础上,减少高能量、高脂肪、高糖食物的摄入,多选择血糖生成指数低、富含膳食纤维、营养价值高的食物。例如,做菜时可以选择一些富含膳食纤维的绿叶蔬菜、菌类食物等,可参考表1中血糖生成指数低的食物来管理膳食。其次,减慢进食速度,避免过量进食。最后,在控制饮食的同时,应根据自身情况适量增加些运动,推荐每天进行至少30分钟的中等强度运动。

表1　部分食物的血糖生成指数

食物名称	GI	食物名称	GI	食物名称	GI
馒头(富强粉)	88	小米粥	60	绿豆挂面	33
白面包	75	荞麦面条	59	桃	28
大米粥	69	香蕉	52	绿豆	27
面条(小麦粉)	46	猕猴桃	52	牛奶	27.6
烙饼	80	山药	51	柚子	25
油条	75	冰淇淋	51	黄豆	18
西瓜	72	酸奶	48	西红柿	15
胡萝卜	71	柑	43	黄瓜	15
玉米面	68	葡萄	43	生菜	15
马铃薯(煮)	66	可乐	40	菜花	15
菠萝	66	苹果	36	菠菜	15

*参考来源《中国食物成分表(标准版)》第6版

20. 肥胖会影响怀孕吗

肥胖成为现在很多人的一种“常见病”,如果长期摄入的能量大于自身消耗的能量,多余的能量就会以脂肪的形式贮存在体内,从而导致体重增加,甚至肥胖。

对于正在备孕的女性来说,会担心肥胖会不会影响怀孕。事实上,过度的肥胖是会影响育龄女性的生育能力的。在没有采取避孕措施的情况下,肥胖

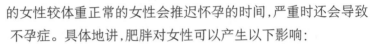

的女性较体重正常的女性会推迟怀孕的时间,严重时还会导致不孕症。具体地讲,肥胖对女性可以产生以下影响:

(1)影响卵子生长环境:超重和肥胖女性的卵巢卵泡微环境会发生改变,甘油三酯、葡萄糖和胰岛素的水平升高,这些变化会影响卵母细胞的生长发育。

(2)生育能力下降:雄激素改变是肥胖女性发生不孕症的重要因素之一。肥胖患者多伴有糖代谢异常,使得胰岛素敏感性指数降低,机体代偿性地分泌过多的胰岛素以维持血糖稳定,而胰岛素具有促性腺素样作用,卵巢组织中胰岛素水平升高可导致雄激素产生,抑制卵泡的发育,导致排卵障碍,从而影响受孕。

21. 肥胖者该怎样备孕呢

有研究表明,肥胖者可以通过减重来增加怀孕的几率。所以,如果你正在备孕并且有严重困扰的体重问题,不妨在饮食方面多加注意,做到食不过量,并且少吃高脂肪、高糖和高能量的食物,养成良好的饮食习惯。

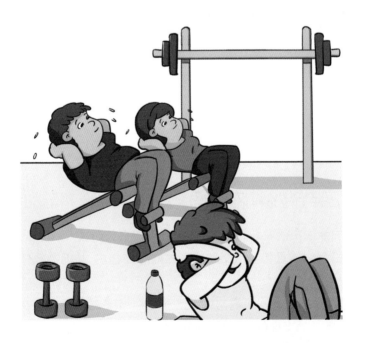

实际上,通过饮食结合运动的方式,比单纯地通过膳食来减肥的效果要好。因此在保持均衡营养的同时,做一些运动,如跑步、瑜伽、游泳等,来减轻自己体重,那么怀孕的机会就会大很多。

22. 碳酸饮料影响备孕吗

关于碳酸饮料影响生殖功能最广为流传的谬误是"可乐杀精",相信现在很多人也认为可乐能杀死精子。但实际上,男性精子不仅仅放在可乐里会死亡,一旦精子离开体内暴露在空气中,精子细胞壁都会马上破裂在几分钟内死亡,即使放在水中也同样如此。另外一种说法是可乐中的咖啡因影响生育。但 1 升的可乐仅含有 90~100 毫克的咖啡因,其含量要小于 10 克茶或咖啡中的咖啡因含量,因此只要不过多饮用,可乐中的咖啡因并不会对生殖系统有明显影响。

由此可知,现有证据并不能证明可乐杀精。有些人的精子质量和数量之所以下降,可能和不良的生活习惯有关,比如说生活不规律、营养摄入不均衡、久坐、生活压力、吸烟、饮酒等。

但对于正在备孕的女性和男性来说,即使可乐没有杀精的作用,也应该限制饮用量。这因为可乐中虽然没有脂肪,但却含有较多的糖分,以某品牌的可乐为例,每 100 毫升就含有 10.6 克糖,提供 43 千卡(1 千卡 =4.184 千焦)的能量,如果每天喝很多的话,可能会导致肥胖、糖尿病、心血管疾病等慢性疾病的发生,这就真的可能影响生殖健康了。

23. 动物内脏怎么吃

说起动物内脏,人们就会想起许多知名的菜肴,如熘肝尖、熘肥肠、爆炒腰花等,它们是以猪肝、猪肠、猪肾等畜类的内脏为食材烹调而成的,是生活中常见的菜肴。

动物内脏还含有蛋白质、矿物质(铁、锌等)、多种维生素(维生素 A、B 族维生素、维生素 D 等)。

食用动物内脏时,建议选择正规来源、检疫合格的肉源,每周仅吃 1~2 次,每次最好不要超过 50 克,完全烹调熟透后,与粗粮、蔬菜搭配一起食用。

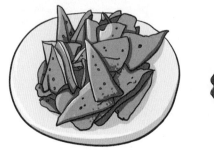

24. 备孕期应该避免哪些食物

（1）腌制食品：有些腌制食品的亚硝酸盐含量高，而胎儿对其较为敏感。亚硝酸盐可通过胎盘进入胎儿体内，导致婴幼儿患脑癌的风险增加，所以在备孕期间应该避免食用腌制食品。

（2）肉类制品：建议少吃经过腌、熏、烤、油炸等加工而成的肉类制品。这些肉类制品经过加工不仅会产生亚硝胺类或多环芳烃类等危害人体健康的物质，还会造成一些营养素的损失，例如，腌腊制品中 B 族维生素损失、酱煮制品中不饱和脂肪酸含量降低。建议在备孕期内，控制肉类制品的摄入量，选用新鲜的肉类，采用蒸、煮、炖等方式烹调食用。

（3）烤牛羊肉：生的牛羊肉里可能含有寄生虫，经火烤后可能并不完全熟透，吃这些肉可能会被弓形虫滋养体感染，女性妊娠时，感染的弓形虫可传染给胎儿，造成流产、死胎、胎儿畸形等。因此建议女性在准备怀孕前做弓形虫检查，如果感染上弓形虫，那么建议不要立即怀孕。

（4）油炸食物：高温不仅会破坏食物中的维生素，还会产生大量的致癌物质，并且食物经过油炸后，含有较高的油脂和氧化物质，经常食用易导致肥胖，而肥胖是影响怀孕的因素之一。

（5）方便面：方便面与烹调食材相比，较为方便、快捷。但不建议备孕期的女性把方便面列在菜单中，这是因为方便面中主要营养成分是淀粉、碳水化合物，可以提供能量，但缺乏其他营养素，另外方便面是高盐、高脂、低维生素、低矿物质的食物，长期食用，可能会导致营养不良。

（6）水果罐头：罐头食品口味虽然较为鲜美，但加工过程会造成营养素的损失，如维生素 B、维生素 C 等。偶尔食用是可以的，但为了营养均衡，不要把罐头食品当作营养素的摄入来源，建议选择新鲜的水果。

25. 备孕期女性要避免哪些不良饮食习惯呢

（1）点外卖：由于现在大多年轻人忙于工作没有精力和时间做饭，所以点外卖成为大多数人的选择。但外卖平台上的商家质量参差不齐，其卫生、食材来源难以保障。特别是为注重口味，商家往往多放油盐，长期吃这类食物可能会对健康产生不良影响，不利于备孕期的营养均衡原则。如果实在没有做饭的条件，那请注意甄别餐馆优劣，选择搭配合理的饭食。

（2）辛辣食物：包括辣椒、大蒜、葱、姜等调料，建议备孕期女性选择清淡口味。这是因为：①有些人吃辛辣食物会出现消化不良，那么必然影响营养素的吸收；②吃辛辣食物可能还会刺激人体内胰岛素水平升高，使体内蛋白质、脂肪、糖类代谢出现紊乱，引起糖耐量降低，使血糖升高；③辛辣食物可能会引起女性月经不调，影响怀孕。

（3）放盐多：孕妇容易患妊娠期高血压，这与孕妇食用过咸的食物有关。建议每日的盐摄入量不超过 6 克。

（4）吃生食：生食是未经烹调的食物，如生鱼片。如果想要怀孕就避免吃生的海鲜、肉类。这是因为生食中可能含有寄生虫、致病微生物，最好煮熟再食用。

26. 丈夫应如何合理饮食

合理的营养是优生优育的基础之一，这不仅是对女性来说的，作为繁衍的另一半，男性在备孕时期的营养也同样重要，根据其饮食习惯，建议做好以下几点：

（1）适量吃些粗粮，提倡粗细搭配：这是因为谷物在加工精细过程中，矿物质、维生素会出现损失，搭配食用一些粗粮，如杂豆、玉米、燕麦等，这样不仅可以弥补互相缺失的营养素，还可以减少肥胖、高血糖的风险。

（2）摄入优质蛋白：优质蛋白质的氨基酸模式和人体蛋白质的氨基酸模式较为接近，容易被人体吸收利用。充足的优质蛋白质可以提高精子的数量和质量。可以从瘦肉、动物肝脏、鱼类、蛋类及奶类中获取优质的蛋白质。

（3）增加蔬菜水果的摄入：男性要纠正食肉多，不喜蔬果的习惯。蔬果中的维生素、矿物质是男性生殖生理活动所必需的，有提高男性精子的活力、增加精子质量的作用。有些男性不喜欢吃蔬菜和水果，如果长期缺乏其中的维生素、矿物质,就可能影响性腺正常的发育和精子的生成,造成精子减少或影响精子正常的活动能力,使生育能力下降,严重的有可能导致不育。

27. 什么是微量元素,哪些与男性生育有关

人体组织中会含有自然界中的各种元素,除了碳、氢、氧、氮外,其余的均被称为矿物质。电视广告中宣传的"钙、铁、锌、硒"都是属于矿物质范畴的。而微量元素是在人体内含量较少(小于体重0.01%)的矿物质,如锌、铁、铜、碘、氟、镉、铅等。它们在人体组织的含量虽少,也不是供给能量的来源,但在各个组织的生理功能中发挥重要作用。下面是锌、铁、硒及锰元素对男性生育功能的影响。

(1)锌:是生长发育必需的微量元素之一,在男性体内主要分布在睾丸、附睾、精囊腺和前列腺中,参与精子的生成,有维持精子形态、结构和正常功能的作用。缺锌时可能导致性腺发育不全或功能减退,造成精子生成异常而致不育。

(2)铁:参与维持男性生殖系统的正常功能,体内的铁含量过低时,容易导致弱精症的发生,过高时影响精子的活力,两者都会导致男性不育。

(3)硒:存在于睾丸组织中,有影响精子的活力和维持精子结构和功能完整的作用,有一项研究显示,当精液硒含量<0.46毫摩尔/升时就会导致男性不育。

(4)锰:缺乏时可使生殖功能紊乱、精子减少,性欲减退。

28. 锌、铁、硒及锰来源于哪些食物

微量元素在人体内是不能合成的,只能从食物、水中获取。下面是锌、铁、硒及锰这几种微量元素主要的食物来源:

(1)锌:贝壳类的海产品,如牡蛎、扇贝、蛏子,猪牛羊肉及其内脏,蛋类,豆类,谷类胚芽,燕麦,花生等。

(2)铁:动物肉及其肝脏、血制品,黄豆,黑木耳,芝麻酱,干果类等。

(3)硒:海产品,如海参、牡蛎、蛤蜊。动物内脏,如猪肾、牛肾,杂豆类等。

(4)锰:糙米、米糠、麦芽、麦麸、核桃、河蚌、坚果、花生、干豆类及茶叶、咖啡等。

每种微量元素的食物来源及食物中的含量可参考表 2。

表 2　部分食物中锌、铁、硒及锰的含量表

锌(毫克/100 克)		铁(毫克/100 克)		硒(微克/100 克)		锰(毫克/100 克)	
食物	含量	食物	含量	食物	含量	食物	含量
牡蛎	9.39	鸡肝	12.0	海参(干)	150.00	河蚌	59.61
扇贝	11.69	鸡胗	4.4	牡蛎	86.64	榛子(炒)	18.47
山羊肉(生)	10.42	鸭血	30.5	猪肾	156.77	小麦胚粉	17.30
猪肝	3.68	黄豆	8.2	猪瘦肉	9.50	麸皮	10.85
花生仁(炒)	2.82	豆腐皮	11.7	猪肝	26.12	木耳	8.86
黑芝麻	6.13	山核桃(干)	6.8	牛肉干	9.80	山核桃	8.16
鸡蛋黄	3.79	葵花子(炒)	6.1	鸡蛋黄	27.01	白蘑	5.96
小麦	2.33	口蘑	19.4	鳝鱼	34.56	黑豆	2.83
小米	1.87	香菇(干)	10.5	鲤鱼	15.38	黄豆	2.26
黄豆	3.34	猪瘦肉	3.0	河虾	29.65	花生(炒)	1.44

* 参考来源《中国食物成分表(标准版)》第 6 版

29. 备孕期女性及其丈夫为什么要戒烟

在备孕期间,无论男性还是女性,最好避免吸烟或吸二手烟,因为烟草不仅含有属于高毒类物质的尼古丁,还含有多种有害气体和致癌物质,如一氧化氮、硫化氢、稠环芳香烃类、N- 亚硝基胺类、芳香胺类等。吸入这些有害物质可以影响人体生殖及发育功能。

(1) 对男性的影响:吸烟对精子质量有着不同程度的影响,可导致精子活力减弱,正常形态精子百分率下降及精子 DNA 碎片率增加,以致受孕机会减少。吸烟还会导致睾丸间质细胞分泌雄激素的能力下降,引起性功能减退。

(2) 对女性的影响:吸烟可以使女性体内的性激素分泌减少,引起月经失调,同时还会使女性受精卵的受精能力减弱,影响卵巢的功能。与不吸烟的女性相比,吸烟女性患不孕症的概率较高。备孕期女性不吸烟的同时,也尽量避免去非禁烟的公共场所,防止吸入二手烟,这是因为二手烟也同样包含大量可吸入性刺激物、致癌物和其他毒性成分,会对育龄女性的健康产生严重威胁。

（3）从营养方面讲：烟雾中的焦油等有害成分会大量耗损维生素 C、维生素 E。多项研究证明，与正常不吸烟的人相比，吸烟者体内的维生素 C、维生素 E 的含量均明显降低，而精子、卵子的正常发育少不了维生素 C、维生素 E 的参与，缺乏时会影响精子和卵子的质量。

如果想要和另一半孕育一个健康的宝宝，就要至少提前 3 个月禁烟，并经常食用蔬菜水果，如小白菜、油菜、鲜枣、樱桃、草莓等。

30. 备孕期女性及其丈夫可以饮酒吗

在备孕时，男女双方都是不可以饮酒的。我们都知道女性在怀孕阶段是不可以饮酒的，因为酒精会通过胎盘进入胎儿体内，阻碍神经细胞及脑部结构的发育，甚至造成胎儿畸形。在备孕期间同样禁止饮酒或者饮含有酒精的饮料，这是因为：

（1）对血糖的影响：人们比较熟知的是酒精可以引起酒精性低血糖，但长期过量饮酒又可能使糖耐量异常，导致高血糖。而高血糖状态会影响卵巢的内分泌功能，增加受孕难度。

（2）对蛋白质的影响：可引起蛋白质营养不良。过度饮酒不仅使胃肠道蛋白质吸收减少，而且使组织蛋白的分解代谢增加，以肌肉组织受累严重。

（3）对维生素的影响：过度饮酒对胃肠道黏膜会产生直接或间接的损害作用，致使消化吸收功能受损，从而引起多种维生素及微量元素吸收障碍，尤其是 B 族维生素。

（4）酒精可在体内产生大量的能量，如 100 毫升的二锅头（58 度）提供 351 千卡的能量，相当于 300 克蒸米饭提供的热量。如果长期过量饮酒就可能会影响正常的饮食，造成营养失衡。

对于长期饮酒的人来说，为了健康备孕，最好戒酒，并且平时多食用些蔬菜、水果和蛋白质含量较为丰富的食物。

二、孕期营养相关 问题答疑与辟谣

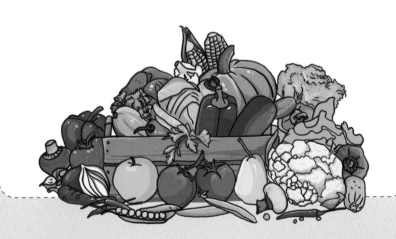

孕期是女人的一生中极其重要的时期,孕期营养不仅关系孕妈妈自身的营养健康、产后康复及将来慢性病等风险,更关系到肚子里宝宝的健康。合理的孕期营养,不仅影响到胎儿的正常发育,也关系到出生后婴幼儿的体格和智力,还影响着孩子长大后的健康。因此,科学地调配妊娠各时期的饮食营养,对优孕、优生有着十分重要的意义。

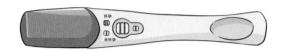

I. 在怀孕早期,准妈妈的身体会发生什么变化

　　一般情况下,在怀孕初期,除了月经的如期不至,一些孕妈妈会有一些感冒样的征兆,比如体温升高、头痛、精神疲乏等,这时很多没有经验的新手妈妈很容易自行服用感冒药治疗,这样是很危险的,极容易伤害幼小的胚胎。因此,多了解一些怀孕初期的身体变化,并正确应对这些变化,对于保证孕早期安全有特别重要的意义。

　　还有一些敏感的妈妈会捕捉到自己身体的细微变化,比如情绪变化、食欲不佳、嗜睡、尿频、恶心、呕吐、乳房肿胀等,这些都和怀孕身体激素水平变化有关,是正常的生理现象。在怀孕早期,孕妈妈的体型不会有太大变化,随着怀孕时间的延长,可能会出现呕吐、疲乏、头疼等各种早孕反应,有些孕妈妈甚至因为孕吐或其他原因造成体重不增加反而稍有下降,这些都是孕早期正常的生理表现,孕妈妈们不必惊慌。

　　总之,在得知怀孕后,应尽早去正规医院检查,这样就可以监测胎宝宝的生长发育情况,及时发现、防治妊娠期各种疾患,保证孕妈妈和胎宝宝的健康。

己. 孕早期饮食有哪些关键点

　　孕早期的膳食营养对胎儿发育是十分重要的,为了保证胎儿的正常发育,一些饮食注意关键点需要引起孕妈妈的注意。

　　第一,注意补充叶酸,常吃含铁丰富的食物,选用碘盐。

第二,对于无明显早孕反应的孕妈妈,可以继续保持孕前的平衡膳食,对于孕吐反应较明显或者食欲不佳者,此时不必过分强调平衡膳食,可以根据个人情况少吃多餐。

第三,孕早期的孕妈妈要保证每天主食类食物的摄入量,保证每天摄取至少 130 克碳水化合物,首选易消化的粮谷类食物。

3. 孕吐会引起营养不良吗

研究表明,很多孕妈妈在孕期都会发生恶心、呕吐等早孕反应,此时,面对肥美的山珍海味也不能让孕妈妈们打开味蕾,长时间进食减少,且吃了就吐,家人们往往就会担心孕吐是否导致孕妈妈营养不良,甚至是否对胎儿造成不良影响。

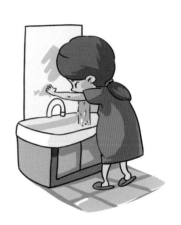

其实面对孕吐反应,孕妈妈要放松心情。研究表明,孕妈妈在孕早期的营养需求与备孕期相近,如果孕妈妈备孕期营养状态良好,那么凭借自身的营养素储备,基本上可以安全度过孕吐这个阶段,无需过度担心孕吐会导致营养不良的发生。但是如果孕吐严重,完全吃不下食物,就需要引起高度重视,务必及时就医。

4. 孕吐的饮食应对方案

其实,对于有较重孕吐反应的孕妈妈而言,不必过分强调平衡饮食,此时应尽可能多摄入一些富含碳水化合物、易消化的粮谷类食物。当碳水化合物摄入不足时,身体就会过度消耗蛋白质、脂肪,这样会导致体内累积过多的酮体,当酮体过量时就会出现“酮症”,甚至发生酮症酸中毒,酮体会进入胎盘直接影响胎儿神经系统的发育,后果十分严重。如果孕妈妈在孕早期因为孕吐反应,少摄入些鱼肉蛋类物质反倒不那么让人担心。

研究表明,孕早期要保证每天至少摄入 130 克碳水化合物(约折合 260 克熟馒头的碳水化合物含量),米饭、馒头、小米粥、燕麦片等都富含碳水化合物,并且富含 B 族维生素,这些对于保证孕早期基本营养供应至关重要。

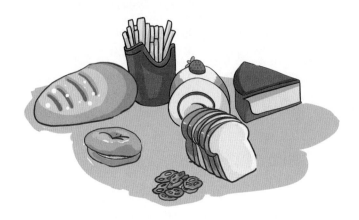

在保证基本营养的基础上,可以尽量多摄入一些新鲜蔬果,注意多摄入含叶酸丰富的食材。在此基础上可适量多摄入蛋白质丰富的食物,如酸奶,提升口感的同时又补充了营养物质。

此外还应该注意以下几点:

(1)躺下来休息,能一定程度上缓解孕吐,可以用孕妇枕头保护背部和胃,要注意保证有充足的睡眠。

(2)少食多餐,一般早上孕吐较剧烈,因此可以选择早上少吃,准备一些开胃的加餐食物在身边,发生呕吐后也可以吃一点儿零食如苏打饼干来缓解一下。

(3)避免高脂肪、辛辣刺激、油炸的食物,防止因胃液逆流而刺激食管黏膜。如果闻到有气味的食物就想呕吐,那么可以多选择一些原味食物。孕吐反应因人而异,有的孕妈妈闻一闻柠檬等水果能抑制孕吐反应,因此,我们建议孕妈妈可以尝试不同种类的食物,找到最能缓解自身孕吐症状的食物。

(4)可以通过改变食材加工方法,增强食欲。比如孕妈妈现在喜欢吃酸的口味,那么就可以多加醋或柠檬。可以尝试用搅拌机,把几种食材打成糊糊食用,比如蔬菜可以和水果一起打成蔬果汁食用。

(5)孕早期的孕妈妈在身体允许的情况下,需要适当增加活动量,如散步等不剧烈的运动方式,适当运动可以促进胃肠道蠕动,加快代谢,增进食欲,保证胎宝宝的正常发育。

(6)可在医生指导下,适当补充维生素 B_1、维生素 B_2、维生素 B_6 及维生素 C 等以减轻早孕反应的症状。孕吐严重者务必及时就医。

5. 孕早期,需要大"补"特"补"吗

孕妇除了维持自身所需能量外,还要担负胎儿生长发育以及胎盘和母体组织增长所需要的能量,因此孕期营养十分关键。民间有传统说法叫"一人吃两人补",怀孕后不论家人或是孕妈妈自己都竭尽全力进补,生怕耽误了宝宝的生长,这种认知是不科学的。孕早期,胎儿的生长发育速度相对较慢,此时的营养需求和备孕期相近,如果备孕期已经有足够的营养储备,在孕早期就不必刻意进补。在孕早期,只要孕妈妈不挑食、不偏食,那么正常的平衡膳食即可基本满足母体和胎宝宝的需求。孕早期应重点关注的营养素见表3。

表3　孕早期应重点关注的营养素

营养素	功能	主要食物来源
蛋白质	保证胎宝宝基本正常发育	肉类、蛋类、乳类、豆制品
钙	促进宝宝骨骼发育	乳类、蔬菜、鸡蛋、豆制品、虾皮等
铁	预防贫血、早产、流产	动物内脏、红肉类、海产品等
锌	增强机体免疫力	扇贝、牡蛎、肉类等
碘	支持基本的新陈代谢、身体发育	海带、紫菜、加碘食盐
维生素A	促进胎宝宝正常发育	动物肝脏、蛋类、胡萝卜、牛奶等
维生素B_6	促进神经系统发育,缓解孕早期孕吐	粗粮、蛋黄、肉类、水产品等
叶酸	预防神经管畸形	动物肝脏、蛋类、豆制品、绿叶蔬菜等

6. 孕期是否需要继续补充叶酸呢

一般情况下,推荐女性从备孕期开始就每日增加0.4毫克的叶酸,这对于预防宝宝神经管畸形、高同型半胱氨酸血症等都有极其重要的意义。很多孕妈妈会有疑问,孕期是否继续增补叶酸呢?

其实,孕早期阶段是宝宝神经管发育的重要时期,继续增补叶酸是十分必要的。整个孕期,孕妈妈对于叶酸的需求量是孕前的1.5~2倍,除去日常饮食中摄入的叶酸,仍需要每天额外补充0.4毫克的叶酸。备孕期、孕早期增

补叶酸,可预防新生儿出生缺陷。

如果孕妈妈没有持续服用叶酸,那么也不需要多吃补回来,因为叶酸在体内留存时间较短,因此,叶酸要天天服用,不漏服。

但是,叶酸增补也不能过量,建议有担忧的孕妈妈可以去正规医院检测体内叶酸含量,在医生的指导下服用叶酸。建议孕妈妈们平时多吃一些富含叶酸的食物,如动物肝、蛋类、豆类、绿叶蔬菜、水果及坚果类。如每天摄入 400克蔬菜,且一半以上为深色蔬菜,那么这些蔬菜就可以提供孕期每天三分之一的叶酸需要量。

7. 孕中期,孕妈妈身体会发生什么变化呢

在平稳度过了孕早期后,孕妈妈将迎来孕程相对愉快的孕中期,在这个阶段,子宫、胎盘、胎宝宝都开始明显增大,孕妈妈的体重也开始增加,腹部开始明显膨大,此时,从外形上看起来更像是孕妈妈了。随着早孕反应的结束,孕妈妈的胃口开始变好,心情也相对比较平稳。此时很多孕妈妈开始放飞自我,正式开启孕期大补特补之路,这样往往导致体重一路飙升,加之孕期激素、代谢水平的变化,容易导致孕中后期出现妊娠糖尿病。所以从孕中期开始就一定要尽早控制体重,不要等到后期再后悔莫及。

为了满足胎儿的需要,孕中期孕妈妈血容量增大,此时往往会出现生理性贫血,如果自身铁储备不充足,那么孕中期就容易出现病理性的贫血情况,各位孕妈妈需要随时关注,及时纠正。

由于代谢的加快,孕妈妈身体负荷的加大,此时一些孕妈妈会感到气短甚至呼吸困难。由于母体激素水平的变化,孕妈妈的乳房慢慢变大,皮肤弹性增强,基础代谢率也上升,身体合成蛋白质、脂肪等营养物质的能力都能加,为合成宝宝的身体组织提供了物质基础,此时往往会出现一定范围内的血脂升高,这是正常现象,但是如果升高超过了正常范围,那么请孕妈妈务必及时就医,防止诱发先兆子痫、妊娠糖尿病等严重并发症。由于胎儿、胎盘的增大,压迫母体的膀胱,此时孕妈妈容易出现尿频,由于胃肠系统受压迫,肠道运动减慢,孕妈妈容易出现便秘情况。

这些身体变化,都是孕妈妈需要提前了解的。

8. 孕中期的饮食营养注意要点

相较于孕早期,孕中期的孕妈妈对营养的需求增加,同时孕妈妈的食欲开始恢复,此时应抓住机会,合理增加食物的摄入量,保证胎儿的营养储备。那么孕中期有哪些饮食营养注意要点呢? 各位孕中期的孕妈妈可以从以下几个方面改善营养状况。

第一,积极的摄入富含铁的食物,如动物血、肝脏及红肉等,预防缺铁性贫血,必要时要去正规医院寻求专业人员的帮助。

第二,保证 B 族维生素的供应,不要为了控制体重增长而过多限制主食类食物摄入量,尤其是杂粮类全谷物食物等。

第三,保证碘的供应,在每周摄入富含碘的海产品的基础上,同时应该注意食用加碘盐,可以有效预防碘缺乏。

第四,适量增加能量、蛋白质、钙的摄入量,每天较孕早期需要多摄入 300 千卡能量、15 克蛋白质及 200 毫克钙,大致相当于每天较孕早期额外增加 200 克奶及 50 克畜禽蛋鱼类。

第五,吃鱼虽然可以补充蛋白质和 ω-3 脂肪酸,每周最好吃 2~3 次,且应当少用油炸的烹调方法,因为煎炸会较多地破坏其中的 DHA。

总之,如果孕中期这个阶段的营养管理做好了,各种营养素供应充足,母体的体能和抵抗力良好,肝肾功能正常,没有贫血问题,同时也没有体重过度增加的问题,那么胎宝宝的正常发育就能得到保障,孕后期也不容易出现各种风险和意外。

9. 如何实现健康妈妈的孕期增重计划

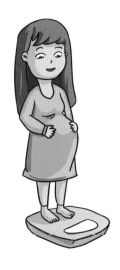

到了孕中期,孕妈妈的体重开始明显增长,一些孕妈妈的体重甚至直线攀升,体重增长量不仅包括宝宝的体重,还包括胎盘、子宫、羊水等重量、孕妈妈的血容量增加量以及自身增长的脂肪等。

孕妈妈从孕中期开始应每周测量体重,保持体重增长在一个合理范围里,不仅能给孕妈妈创造最适宜的生产条件,为孕妈妈产后恢复打下坚实的基础,而且能够确保宝宝增长重量适宜,有助于宝宝顺产甚至对于宝宝成年后的健康都有特别重要的影响。由于我国目前尚缺乏推荐值,建议以美国医学研究院(IOM)2009年推荐的妇女孕期体重增长适宜范围和速率作为监测和控制体重增长的参考,详见表4。

BMI即体质指数,用它可以衡量孕妈妈孕前的营养状况和身体状况。

$$BMI=体重(千克)/身高(米)^2$$

例如:某孕妈妈身高1.65米,孕前体重60千克,那么她孕前BMI为60千克/(1.65米×1.65米)=22.03千克/米^2

参考表4中的数据,该孕妈妈孕前为正常体重,则其孕期总增重适宜范围为11.5~16千克。

表4　孕期适宜体重增长值及增长速率

孕前BMI/(千克·平方米$^{-1}$)	总增重范围/千克	孕中晚期增重速率/(千克·周$^{-1}$)
低体重(<18.5)	12.5~18	0.51(0.44~0.58)
正常体重(18.5~24.9)	11.5~16	0.42(0.35~0.50)
超重(25.0~29.9)	7~11.5	0.28(0.23~0.33)
肥胖(≥30.0)	5~9	0.22(0.17~0.27)

注:双胞孕妇孕期总增重推荐值:孕前体重正常者为16.7~24.3千克,孕前超重者为13.9~22.5千克,孕前肥胖者为11.3~18.9千克。

每个孕妈妈的体重增长幅度、速度都不一样,以上这个表格就提供给各位孕妈妈作为参考。孕妈妈们都应该尽量将体重增长控制在一个平稳的范围内,孕中晚期,每周都增长相近的重量。同时孕妈妈不用过分担忧,一般来讲,只要合理饮食,不要让体重增加过快,保持适当的身体活动,一般不会有太大的问题。

对于体重增长不足的孕妈妈,就要加强营养,避免出现营养不良,影响宝宝健康;同时孕妈妈可以一日多餐,做到食物多样,适量吃坚果,也可以喝酸奶、孕妇牛奶等,增加营养素摄入量。同时还可以根据医生的建议,摄入营养素补充剂,保证身体在良好的状态,这样才可以孕育健康的宝宝。

对于孕前BMI偏大或者孕期体重增长过快的孕妈妈,应在保证营养的基础上,控制总能量的摄入,防止妊娠并发症的出现。尤其是在孕中后期有的孕妈妈出现妊娠糖尿病,这种情况很多都由于孕期没有合理控制饮食、没有合理安排身体活动密切相关。所以,控制孕期体重适宜增长,意义太重大了。

10. 孕期一定要服用营养素补充剂吗

最理想的获取营养物质的途径是天然食物,而不是营养素补充剂。如果孕妇消化吸收功能正常、孕前营养状况良好,并且怀孕期间饮食合理,食欲良好,不挑食,情绪稳定,一般不需要额外补充除叶酸以外的其他补充剂。但是如果孕妈妈不能保证正常饮食,那么,在医生的建议下,及时补充营养素补充剂等是很有必要的。

孕妈妈们一定要保持头脑清晰,不可被充斥网络电视的广告弄得失去理智,整瓶整桶的营养素搬回家里,甚至购买国外的看似更加精美的营养品,这很可能导致营养素的摄入过量,比如过量摄入维生素 A 可增加婴儿先天缺陷的风险,严重危害母子健康。所以不要盲目迷信国外产品,不盲目补充营养补充剂,即使是标注了"纯天然"等字样的产品,也不要擅自服用,务必在专业人员的指导下服用营养补充剂。

11. 怎样保证孕期足量的碘摄入

碘是人体时刻需要的微量元素,也是保证正常智力发育的智慧元素。它的主要功能是参与甲状腺素的合成。甲状腺素通过影响人体蛋白质的生物合成来对身体代谢产生影响,从而促进机体生长发育。孕妈妈需要储备足够的碘来满足自身需求和胎宝宝的发育需要。若孕妈妈的食物中碘量含量不足,

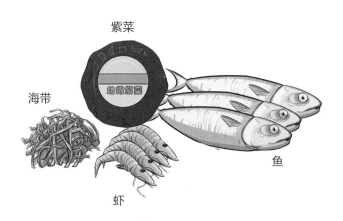

紫菜

海带

虾

鱼

会导致甲状腺功能减退，出现疲乏、肌无力、黏液分泌过多等症状，还会使胎宝宝的发育受到抑制，并影响胎宝宝中枢神经系统的发育，导致其出现智力低下、听力障碍、体格矮小等症状，甚至导致死胎、流产。

　　看了上面的危害，相信各位孕妈妈都知道了孕期适宜的碘摄入对于宝宝发育的重要性，但是大家有一个误区，就是认为只要偶尔多吃点海产品就可以了，其实孕期的碘需求量比孕前增加近 1 倍。孕妈妈每日摄入 6 克加碘食盐，摄入碘约 120 微克，可基本满足一般女性的推荐摄入量，在此基础上，孕妈妈应每周再摄入 1~2 次富含碘的海产品。100 克鲜海带或 40 克海鱼均可提供约 110 微克碘。

贴士：

　　由于碘在高温环境下易挥发，因此建议炒菜、做汤时，待食物快熟出锅时再放入加碘食盐，这样补碘效果更好哦。

　　所以孕妈妈为了自身的健康和胎宝宝的正常发育，一定要重视补碘。富含碘的食物包括碘盐、海带、紫菜、海鱼、贝类等。

12. 如何预防孕期贫血

　　预防贫血是孕中期格外需要注意的问题，孕期贫血可能造成胎儿出生低体重及早产等，极大增加了妊娠风险。很多孕妈妈在备孕期间往往没有及时注意饮食营养，吃喝随心所欲，三餐毫无规律，乱吃垃圾食品，加上如果原本身体铁储备就比较少，基础就没有打好；同时如果孕早期孕吐严重了，饮食减少，消耗了过多的体内储备，那么到了孕中期，当胎儿需求量增加时，供应不足的情况往往会更突出，孕妈妈就极易发生贫血的问题。

贴士：

　　不要购买来源不明或不可靠的动物肝脏；不要选择过于饱满、肥嫩的，有可能是"脂肪肝"；不要选择质地较硬、血色不足的；最后，尽量购买新鲜的生肝脏自行烹饪。

　　从孕中晚期开始，每天应摄入 70~150 克红肉，如牛、羊肉等，每周要摄入动物血或肝脏，并且在摄入富铁食物的同时应摄入富含维生素 C 的水果、蔬菜等，这可以提高铁的吸收和利用。但同时孕妈妈可能心存担忧，担心肝脏是解毒器官,吃太多肝脏反而容易毒害宝宝。其实,如果是从正规途径购买的合格肝脏是相对安全的,每周可以适量进食 1~2 次,每次 20~50 克。

最后,对于孕期贫血严重者,请积极寻求专业医生的帮助,在医生指导下使用铁剂。

13. 怎样保证孕期足够的钙摄入

如果孕妈妈膳食钙摄入不足,就需要从孕妈妈的骨骼中提取钙元素来满足胚胎的需求,而这样显然会降低母体的钙储备量,增加孕妈妈未来罹患骨质疏松的风险。

钙的食物来源主要有:①奶类,包括牛奶、酸奶、乳酪等。②豆制品,包括豆腐、豆腐干、豆腐丝、千张、豆浆等,其含有镁和维生素 K,可以提升钙生物利用率。③深绿色叶菜,包括油菜、菜心、小白菜、苋菜、甘薯叶、豌豆苗等。

孕妈妈的每日膳食钙推荐量是 1 000 毫克,这个要求可以通过以上几类食物的组合在三餐饮食中实现。例如 200 毫升牛奶可提供 200 毫克钙,100克北豆腐可以提供 100 毫克钙。此外,应注意多晒太阳来补充维生素 D,需要忠告的是,每日摄入钙的最高限量是 2 000 毫克,可以咨询医生和营养师,合理安排钙片和维生素 D 的补充量。

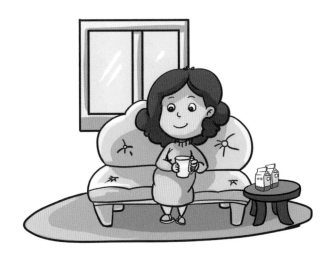

14. 孕期需要额外补充 DHA 吗

首先，咱们还是应该先来了解一下什么是 DHA。DHA，专业名字叫二十二碳六烯酸，是一种对人体非常重要的不饱和脂肪酸，是 ω-3 不饱和脂肪酸家族中的重要成员。它是大脑和视网膜的重要构成成分，在人体大脑皮层中含量高达 20%；在眼睛视网膜中所占比例最大，约占 50%。因此，我们可以确定，它对胎婴儿脑和视功能的发育至关重要。

那从什么时候开始补充呢？按照中国居民膳食营养素参考摄入量的推荐，成人每天只需要摄入 100 毫克左右的 DHA 就基本能满足身体所需了，在怀孕期间，每日需要供应不少于 200 毫克的 DHA，从孕中期开始就需要增加 DHA 的摄入量。

那么怎么补 DHA 呢？首先建议通过摄入富含 DHA 的食物，比如海虾及海鱼（三文鱼、凤尾鱼、鲱鱼等），食用油可适量选择富含 ω-3 的植物油如亚麻籽油、菜籽油、大豆油等，当然，你也可以在医生指导下，服用正规品牌商生产的 DHA 胶囊或者营养品。

15. 孕妈妈能否每天多吃几个鸡蛋

鸡蛋富含优质蛋白、卵磷脂、固醇类以及钙、磷、维生素 A、维生素 D 以及 B 族维生素，营养十分丰富，可以说是孕期和产后最常见的食物了。但很多孕妈妈对鸡蛋还是有所顾虑，主要是因为鸡蛋黄中含有的胆固醇，自 1977 年开始，美国农业部及卫生部对大众的饮食指导一直都是："每日胆固醇的摄入量不应超过 300 毫克。"一个鸡蛋黄中的胆固醇含量约 184 毫克，吃两个鸡蛋就超出了全天胆固醇摄入的上限，担心鸡蛋吃多了，会导致血胆固醇升高。但研究发现，"血液中的胆固醇"和"膳食中的胆固醇"关系并不密切，实际上人体内 85% 的胆固醇是自身合成的，只有 15% 的胆固醇是从食物中获得的。所以，不用"谈蛋色变"，但也不是越多越好。

那孕妇每天吃几个鸡蛋合适呢？从饮食营养均衡的角度来说，每天吃 1~2 个鸡蛋就好了，偶尔吃上 3 个也没关系，但不建议每天都吃 3 个或 3 个以上数量的鸡蛋。除了鸡蛋的数量以外，烹饪方法也很重要！不推荐孕妈妈生吃鸡蛋，不要只吃蛋清不吃蛋黄，推荐用煮鸡蛋、蒸鸡蛋等蒸煮烹饪方法，要尽量避免油炸、黄油炒、蛋黄酱等高油高温的烹调方法。

16. 孕期吃多少鱼更合适

鱼肉含有丰富的蛋白质,同样种类的鱼类与畜禽类食物相比,提供的优质蛋白含量是相当的,其所含脂肪和能量明显少于畜禽类,并且鱼肉的维生素A、维生素 D、矿物质、DHA 含量也较高,不仅可以预防心血管病,还有利于胎儿神经系统发育。因此,孕妈妈适量多吃鱼,对自身和胎儿都非常有益处。但值得一提的是,不同种类的鱼体内可能会积聚汞等重金属污染物,可损伤胎儿的中枢神经系统,影响胎儿的大脑发育。鲨鱼、方头鱼、箭鱼等,这几种鱼的重金属含量可能较高,孕妈妈要尽量避免食用。

成年人平均每日推荐摄入水产类 40~75 克,孕妈妈可适量增加,每周食用 2~3 次。同时给各位孕妈妈一些吃鱼的建议:

(1) 在购买鱼时,要选择正规厂家,最好买活鱼;

(2) 购买时看下产地,远离工业区的鱼类体内污染物质一般较少;

(3) 烹调鱼时提倡多采用蒸的方式,可最大限度减少营养物质的丢失。

对于水产品中汞等重金属的危害,在于其长期积累,偶尔吃一两顿是没什么大碍的,孕妈妈们不要给自己太多心理负担。

17. 孕期吃多少坚果合适

坚果中含有丰富的不饱和脂肪酸和优质蛋白质,这些营养素都是构成脑神经细胞的主要成分,同时坚果还含有对大脑神经细胞有益的维生素 B_1、维生素 B_2、维生素 B_5、维生素 E 及钙、磷、铁、锌等。因此无论是对准妈妈,还是对胎儿,坚果都是非常有营养的食品。

常见的坚果包括花生、葵花子、核桃、杏仁、榛子等,由于坚果富含脂肪,因此过量食用易引起能量过剩和血糖异常,所以也不宜多吃,建议每周 70 克左右(平均每天 10 克),如 2~3 个核桃,4~5 个板栗,一小把松子仁。另外对于孕妇而言,尽量不要吃含有大量香料与盐的坚果,最好选择天然原味的坚果。

18. 孕期饮食口味需要注意什么

如果孕妈妈喜欢吃酸味食物,可以选择天然的酸味食物吃,如杨梅、橘子、猕猴桃、番茄等酸味水果;也可以喝酸奶,或将酸奶和果汁、水果混合着吃,都很营养健康,但是喝酸奶、果汁等都要适度,因为其中可能含有大量糖分,不利于体重控制。孕妈妈不宜经常食用腌制的酸味食物,因为其中可能其中含有较多的亚硝酸盐,而且为了提味,加了大量的盐、味精,对孕妈妈都不适宜。

孕期尤其需要注意的是,要控制盐的摄入量,保证每天盐摄入不超过 6克,有效预防妊娠高血压,且对于产后健康以及产后口味的控制都有重要的意义。

19. 孕期应该喝多少水

孕妈妈的新陈代谢速度比较快,因此孕期比平时的需水量要大一些。对孕妈妈来说正确的喝水习惯有利于母婴健康,推荐孕期每日喝水 1 700~1 900 毫升,孕妈妈的饮水量还要根据活动量、体重等因素来增减,以促进身体的新陈代谢,保证胎宝宝正常发育。

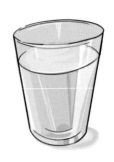

孕妈妈适合喝白开水、矿泉水,不适合喝茶水、含糖饮料、碳酸饮料等。茶水可能影响钙、铁的吸收,导致妈妈贫血,而且可能提高神经兴奋性,影响孕妈妈睡眠质量,甚至影响胎儿的状态。含糖饮料、碳酸饮料大多都含有大量糖分,可能导致孕妈妈体重的过度增加。

孕妈妈们要定时喝水,避免口渴才饮水,口渴是大脑中枢发出的补水求救信号,说明体内水分已经失衡了,最好将水杯放在眼前,想起来就喝一点,及时补充水分。

(1)餐前空腹喝水,三餐前约 1 小时,应适量饮水,避免喝水后立即就餐,水分冲淡胃液,影响食物的消化。

(2)清晨起床后空腹喝一杯水,孕妈妈经过长时间的睡眠可能并不口渴,但是此时身体已经开始缺水了,这时补水,可以降低血液浓度,促进血液循环,让人尽快清醒。更重要是的清晨饮水可以刺激肠胃蠕动,预防孕期便秘。

(3)睡前一杯水,孕妈妈在睡眠时会自然发汗,就会流失水分,建议孕妈妈根据个人情况睡前喝杯水,可以降低睡眠时尿液浓度,预防结石的发生。

(4)尽量不要一次快速大量饮水,尤其是孕妈妈运动后会流失大量的水,要慢慢喝,不要一次喝太多,同时,运动后要注意补充电解质。

20. 孕期怎样保证适宜的运动

到了孕中期 4~6 个月的时候,孕妈妈通常已经度过了孕吐期,食欲迅速恢复,食量也有所上升。同时身体还不太沉重,胃肠道还没有被巨大的胎儿所压迫;胎儿也比较稳定,不必卧床保胎,还可以做一些轻松的健身运动。其实,若无医学禁忌(如先兆流产、妊娠高血压疾病等),多数活动和运动对孕妇都是安全的,比如散步、快走、游泳等,孕妇瑜伽也是个不错的选择,下面给各位孕妈妈推荐一些比较轻松的孕妇瑜伽动作作为参考。孕期运动以缓慢为主,孕妈妈进行运动要根据自己的身体情况量力而行,使身体处于温和舒服的状态。

(1)枕臂侧躺,屈臂枕于头下,另一手臂置于弯曲的大腿上,置于底下的大腿保持放松伸直的姿势,置于其上的大腿稍微弯曲。时间以舒服为度,做完一侧后再换另一侧。

(2)坐姿聆听,坐在瑜伽垫或床上、毯子上,双腿盘坐,手臂自然放松,双手手心朝上,放在大腿上,颈部、脸部放松,聆听有节律的细微的声音,或听些轻柔的音乐,保持 10 分钟。

合理的运动,能够让孕妈妈保持体能充沛,胎位正的强健准妈妈,自然分娩时表现出的能力也更强。如果孕妈妈缺乏运动,那么在生产的时候,孕妈妈也会由于肌肉无力,体能太差,很难靠自己的力量顺产。如今剖宫产技术虽然很发达,但毕竟自然生产最有利于母子双方的健康,产后的恢复速度也与剖宫产完全不同。缺乏锻炼又剖宫产的妈妈们产后必须长时间卧床,恢复速度要比自然分娩慢得多。而且因为全身松垮,体形走样,很多人从此变成胖妇,窈窕风采一去不返。建议孕中晚期的孕妈妈们,每天可进行不少于 30 分钟中等强度的身体活动,保持良好的怀孕状态。

21. 民间的孕期忌口,可信吗

很多孕妈妈在怀孕期间对于一些传统说法的孕妇忌口食品唯恐避之不及,也有很多孕妈妈抱着宁可信其有不可信其无的心态。其实,很多流传民间的孕期忌口食物并没有科学根据,一般来讲,如果孕妈妈怀孕前吃某种食物无过敏等其他不适情况,那么孕期仍然可以继续使用,只要食不过量即可,要注意从正规渠道购买食物,保证食品安全。生鲜肉类等要蒸熟煮透,谨防细菌、病毒或寄生虫等污染。

22. 如何"食好"预防妊娠糖尿病

孕晚期是妊娠糖尿病等疾病的高发时期。在很大程度上,血糖控制和体重增长之间有密切关联,而血糖控制问题往往是很多准妈妈最大的烦恼,下面就专门讨论一下,孕晚期应当如何控制血糖。

首先注意控制饮食总热量,日常饮食烹调应以蒸、煮、炖、拌等方式为主,忌油炸、高脂类食物。减少烹调油用量,尽量少吃甜品、奶茶等含糖多的食物,适当限制水果的摄入,避免带来过多的糖分。

其次,孕妈妈应尽量选择低血糖生成指数(低 GI)的食物,蔬菜、豆类、乳类等都是不错的选择,聪明的孕妈妈会将食物"混搭",例如可以把大米饭换成大米、小米和燕麦的混合饭,这就可以降低主食的血糖生成指数。事实证明,粗粮对预防妊娠糖尿病有极大帮助。粗粮膳食纤维丰富且含糖量较少,营养价值高,还可以增加饱腹感,减少对其他事物的过量摄取,有利于孕妇体重控制,降低妊娠糖尿病发病风险。

另外,孕妈们还可以多补充优质蛋白,较多的蛋白质有助于延缓消化速度,提升饱腹感。

此外,孕期还应避免暴饮暴食,应保证饮食规律,实行少量多餐制,每日分5~6 餐,既能防止饥饿也有助于预防妊娠糖尿病。

23. 孕晚期身体会发生哪些变化

到了孕晚期,胎宝宝生长迅速,从西柚大小长到小西瓜的大小,孕妈妈的肚皮也被撑大,出现一条条妊娠纹。孕妈妈会感觉身体逐渐沉重起来,这个阶段孕妈妈的食欲虽然通常良好,但随着胎儿长得越来越大,胃肠道逐渐受到挤压,餐后容易感到胃胀满,胃肠蠕动减慢,常常出现吃多一点就容易胃胀,但吃过之后不久就感觉饥饿的情况。原来有胃酸反流的症状可能会更为明显。同时,也由于胎儿的压迫,使下腔静脉回流受到影响,再加上肠道运动减慢,孕妈妈容易出现便秘和痔疮。由于孕晚期孕妈妈肝肾负担加重,加上胎儿的压迫,孕妈妈经常发生水肿,也容易出现各种妊娠并发症,如妊娠糖尿病、妊娠高血压等。同时,由于胎儿在最后 3 个月骨骼发育需要大量钙,同时还要为出生之后储备铁,孕妈妈容易出现钙和铁供应不足的问题。

24. 孕晚期饮食注意要点

很多孕妈妈到了孕晚期反而不注意营养摄入了,认为孩子已经发育好了,其实这种想法是很危险的,孕晚期补充适宜的营养、注意饮食健康对于生产极其重要。孕晚期最容易出现的营养问题包括体重增长过快、血糖控制不佳、贫血、钙摄入不足等。这些常见问题,都可以通过合理安排膳食来加以改善。

孕晚期比孕早期,孕妈妈每天需要增加蛋白质 30 克、能量 450 千卡以及钙 200 毫克,大约相当于每天增加 200 克奶及 125 克畜禽蛋鱼类。此时孕妈妈如果体重增长太快了,可适当多食用些鱼肉,因为其脂肪含量较畜肉类少一些。孕妈妈在孕晚期时容易便秘,要刻意地多吃些全谷、薯类、蔬菜等高纤维的食物。建议每天摄入蔬菜 300~500 克,为了获得更多营养物质,绿叶蔬菜和红黄色等有色蔬菜可以占 2/3 以上。

到了孕晚期,孕妈妈和胎儿的营养需求都很大,所以平衡膳食非常重要,同时应该更关注钙、铁等的摄入,如果发现贫血、缺钙等情况要及时就医,在医师指导下用药。

孕晚期,随着胎儿的增大,孕妈妈的身体越来越重,加之可能伴随水肿等问题,身体活动会明显减少,那么可能导致体重增长过快,宝宝也容易成为巨大儿,宝宝并非越大越好,正常足月新生儿体重为 2 500~4 000 克。如果宝宝过大,不仅会生产困难,而且增加了宝宝未来肥胖及患慢性病的风险,如果孕期全程营养摄入得好,吃进去的食物则会恰到好处地用在宝宝发育上,宝宝出生时不会过分肥胖,妈妈身上不长多余的赘肉,而且产后体形也恢复得很快,这才是最理想的结果。

25. 针对孕晚期便秘、痔疮的饮食营养应对

到了孕晚期,便秘、痔疮成了困扰很多孕妈妈的难题,此时的孕妈妈应尽量清淡饮食,平时避免吃重口味或者太过油腻的食物,少吃辛辣刺激的食物,

多吃一些富含膳食纤维和维生素的瓜果、绿叶根茎蔬菜以及谷薯类食物，比如燕麦、糙米等粗杂粮，绿叶菜、萝卜、瓜类、豆类等新鲜蔬菜以及苹果、香蕉、梨等水果，它们富含膳食纤维，有利于增加粪便体积、促进肠道肌肉蠕动，软化粪便、润滑肠道，从而促进排便、缓解痔疮疼痛。可选择适量吃些核桃和芝麻等坚果类食物，有助于改善排便困难的现象。

此外，孕期饮食还需要补充充足水分，除了日常多喝水外，还可以在刚起床时喝一杯水，轻轻按摩肚子5分钟，促进肠道蠕动。这样也有助于水尽快到达结肠，使粪便变的松软，易于排出体外。而且，孕期应保持良好的饮食规律，如果便秘、痔疮症状严重应及时就医，并在医生指导下用药。

三、哺乳期营养相关问题答疑与辟谣

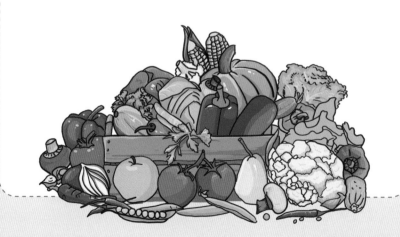

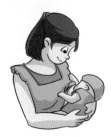

自胎儿分娩后,产妇便进入以自己的乳汁来哺育婴儿的阶段,称之为哺乳期。在该时期内,不仅女性的自身器官要恢复到未孕前状态,而且要通过乳汁喂养为宝宝提供一个健康的基础,因此女性膳食的多样化、科学合理的营养是至关重要的。

1. 产褥期是什么,怎样注意饮食

产褥期,俗称"坐月子",是指产后除乳腺外的各个组织、器官,尤其是生殖系统的各器官,从胎盘娩出开始至恢复正常未孕状态的一段时间。整个过程一般为 6 周。在此期间内产妇由于分娩,身体消耗很大,同时需要分泌乳汁哺育婴儿,因此对营养的需求极为迫切。

对于自然分娩的产妇,多数女性在产后的肠胃功能较弱,在 1 个小时后可进食流食或半流食、清淡的食物,如稀饭、挂面、肉汤面、馄饨、牛奶等,第 2 天可以过渡到正常饮食,食物应富有足够的热量、蛋白质和水分。

对于剖宫产的产妇,其手术一般采用区域麻醉,对胃肠道的影响较小,一般术后进食流食,但忌用牛奶、豆浆、含大量蔗糖等胀气的食物,在肛门排气后可过渡到正常饮食。对于采用全身麻醉或手术情况较为复杂的剖宫产产妇,其饮食应依照医生的嘱咐进行。

在产褥期内,产妇应在保证充足的鱼、肉、蛋、奶以及大豆等优质蛋白质摄入的同时,也要注意蔬菜水果的摄入。

2. 哺乳期内乳母补充营养的原因

哺乳期是母体用乳汁哺育新生子代使其获得最佳生长发育,并奠定一生健康基础的特殊生理阶段。在该时期,乳母从膳食中摄入的能量和营养素除了用于自身消耗外,还用于分泌乳汁,乳母每天会分泌约 750 毫升的乳汁来哺育婴儿。乳母的营养状况是直接影响乳汁的质量的。例如,乳汁中的碘、硒及脂溶性维生素等营养成分均受乳母膳食的影响,如果摄入不足,不仅对乳母的健康会产生危害,不利于产后恢复,而且也不利于新生儿的喂养和健康。因此,处于这个时期的乳母应该比非哺乳期的女性摄入更多的营养。

3. 哺乳期内应增加哪些食物

（1）适当增加鱼、肉、蛋和海产品,供给充足的优质蛋白质:每天摄入的蛋白质应保证有三分之一以上来自动物性食品和豆类食品。

（2）增加含钙食物的摄入:可以食用奶或奶制品,如鲜牛奶,不仅含钙量最高,而且易于人体吸收;小鱼、小虾也含有丰富的钙;深绿色蔬菜、豆类也可提供优质的钙。

（3）增加新鲜蔬菜、水果的摄入:新鲜的蔬菜、水果中含有多种维生素、矿物质、膳食纤维等,可促进食欲,防止便秘,并促进乳汁分泌。

4. 每餐吃什么,吃多少

有些乳母为了尽快给婴儿哺乳,提供高质量的乳汁,每餐就吃很多鱼、鸡蛋和汤汤水水。在哺乳期内,女性因摄入过多食物,导致脂肪堆积体重过重也是屡见不鲜的事。但事实上这种做法是错误的,虽然处于哺乳期的女性能量较正常女性的膳食需求多一些,但仅多 2 090 千焦（500 千卡）,简单来说500 千卡可能仅仅相当于五根香蕉或一个汉堡的能量。所以对于乳母来说,大补特补并不是正确的做法,合理的膳食不能单单注重量,还要注重各类营养的需求。下面是乳母的一天的食物建议量:

（1）谷薯类 300~350 克,其中全谷物及杂豆 75~150 克,薯类 75~100 克。

（2）蔬菜类 400~500 克,绿叶蔬菜和红黄色等有色蔬菜占三分之二以上。

（3）水果类 200~400 克。

（4）鱼禽肉蛋类 200~250 克,其中瘦畜禽肉 75~100 克、鱼虾类75~100 克、蛋类 50 克,每周吃 1~2 次动物肝脏,总量达 85 克猪肝或 40 克鸡肝。

（5）奶类 300~500 克。

（6）大豆 25 克,坚果 10 克。

（7）加碘食盐 <6 克。

（8）油 25~30 克。

（9）水 2 100~2 300 毫升。

小贴士:

　　判断摄入的食物是否满足需要有两个指标:泌乳量和乳母体重,如果分泌乳汁的量能够喂饱婴儿,乳母的体重也能逐渐恢复到孕前的体重,那么摄入的食物量是比较合适的。

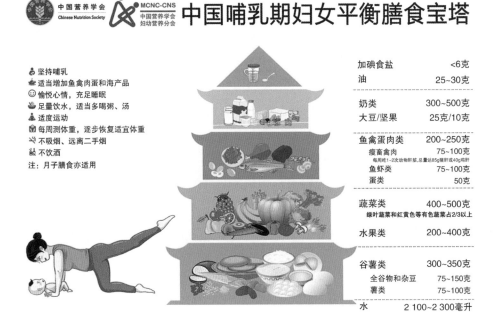

5. 哺乳期饮食的烹调要点

　　哺乳期内,在烹调乳母食物时,应当采取适宜的方法,主要有以下几个原则:

　　(1) 贵精不贵多,"精"是要粗细搭配、荤素搭配、食物种类丰富多样,而不是过分追求奢华的菜肴。

　　(2) 清淡适宜,调料、花椒、辣椒粉、料酒等应少于一般人的量。

　　(3) 乳母饮食中的水分可以多一点,如多喝汤、牛奶、粥等。

　　(4) 以蒸、炖、焖、煮为主,不宜采用煎、炸的方法。

6. 哺乳期内不宜吃哪些食物

（1）高盐：食盐过多，会加重肾脏负担，也会使血压增高。

（2）腌制食品：腌制食品含盐高，而且有些不良成分，如亚硝胺类物质（即强致癌物）会通过乳汁进入婴儿体内，对婴儿产生不利影响。

（3）油炸食物：油炸食物难消化，且经过油炸后损失了很多营养素，不利于乳母产后恢复健康。

（4）辛辣、刺激性强的食物：如葱、蒜、韭菜、蒜薹、辣椒等。辛辣食物不仅容易刺激肠胃、导致乳母便秘，而且可能会影响婴儿的健康。

（5）味精多：味精的主要成分是谷氨酸钠，大量的味精易对婴儿和儿童产生不良影响，如智力减退、生长发育迟缓等。

（6）凉食：哺乳期间乳母的肠胃功能较弱，建议吃温热的食物，少吃生冷食物，如凉拌菜、冷饮、冰淇淋等。从冰箱内取出的熟食或水果也应放置一段时间至室温再食用。

（7）油腻食物：乳母可以适量增加瘦猪肉、瘦牛肉、瘦羊肉的摄入，但避免高脂肪食物，因为高脂肪不仅会影响乳母食欲，不利于恢复身材，还会引起乳汁中脂肪含量增加，从而引起婴儿腹泻。

7. 适宜乳母食用的水果

水果富含人体所需的维生素、矿物质和膳食纤维，同时果肉细嫩多汁、酸甜可口，可以促进食欲、促进消化，所以哺乳期的女性们不要忘记每天适量吃些水果。下面是推荐的几种水果：

（1）苹果：苹果营养丰富，其含有的有机酸，可促进乳母胃肠蠕动，防止发生便秘。

（2）香蕉：香蕉中不仅含有多种维生素和镁、钾等矿物质，还可以促进胃肠蠕动，有帮助消化、通便的功效。

（3）葡萄：葡萄中含有多种有机酸，能增加食欲、促进消化、吸收和排泄；同时含有多种维生素和钙、磷、铁等矿物质，适宜乳母食用。

（4）木瓜：木瓜含有丰富的蛋白酶、淀粉酶、脂肪酶，具有助消化的作用；同时木瓜的热量较低，适合乳母管理产后的体重。

（5）猕猴桃：猕猴桃含有丰富的维生素C，可以增强机体免疫力，促进乳母产后身体的恢复。

（6）山楂：山楂中含有较为丰富的维生素和矿物质，营养价值高。另外山楂中含有大量的山楂酸、柠檬酸，有生津止渴的作用，乳母如果食欲减退、口干舌燥，适当吃些山楂，能够增进食欲、帮助消化。

适宜乳母吃的水果有很多，还有红枣、桂圆等等，但应避免吃寒凉的水果。另外，水果虽好，但每天不能吃太多，以 200~400 克为宜。

8. 哺乳期内喝汤的好处

（1）补充水分：乳母的基础代谢较高，出汗较多，再加上乳汁分泌，需水量增多，一般情况下正常人每日需饮水 1 500~1 700 毫升，而乳母每天需要 2 100~2 300 毫升，因此，乳母多喝一些汤是有益的。

（2）增加泌乳量：每天摄入的水量影响乳母乳汁的分泌。摄入水量不足时，可使乳汁分泌量减少。

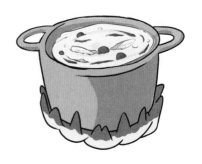

（3）鱼汤、鸡汤等汤类的营养较为丰富：含有可溶性氨基酸、维生素和矿物质等营养成分。

（4）汤类味道鲜美：可以刺激乳母消化液分泌，改善食欲，帮助消化。

9. 乳母喝汤的几个误区

误区一：喝浓汤。浓汤大多脂肪含量较高，喝太多浓汤容易使乳汁中的脂肪含量增多，而这种高脂肪汤不仅会影响乳母食欲，还会使乳汁中脂肪含量增多，导致婴儿产生消化不良性腹泻。煲汤时可以选择一些低脂肪的肉类，如鱼类、去皮的禽类、瘦排骨等。

误区二：只喝肉汤。家庭常见的汤一般为肉类的汤，如鸡汤、鱼汤，其实也可用豆腐汤、蛋汤、木瓜汤、面汤、蔬菜汤等来替代肉汤。

误区三：喝汤不吃肉。肉汤的营养成分很少，为了满足乳母和宝宝的营养，应该连肉带汤一起吃。

误区四：餐前喝汤。餐前不宜喝太多汤，餐前多喝汤容易减少食量。但对于需要补充营养的乳母而言,应该增加而不是减少食量,所以餐前不宜喝太多汤。可在餐前喝半碗至一碗汤,待到八九成饱后再喝一碗汤。

误区五:大量饮汤。过量喝汤会影响如米饭、馒头、肉等食物的摄取,如果长期其他食物摄入不足,易造成营养不良。母乳一天建议的饮水量为2 100~2 300毫升,就可以满足需要,所以无需饮用过多的汤饮。

误区六:久熬汤。对于蔬菜汤而言,煮熟即可食用,因为蔬菜中的维生素C不耐热,煮得越久,损耗就越多。对于肉汤而言,煮得越久,汤中成分确实是会增加的,但仍然远小于肉自身的营养。建议煮汤时间以1.5~3小时为宜,蔬菜最后再放进汤中。

10. 多喝骨头汤可以补钙吗

在食疗中讲究"以形补形",很多人认为"动物骨骼中钙含量丰富,用骨头熬汤可以将其中的钙熬到汤里,喝骨头汤就可以补钙了"。但骨头汤补钙的作用微乎其微,甚至还不如喝肉汤的效果。

骨骼是钙的一个巨大的储备库,其钙的含量确实较高,然而它是以不易溶于水的磷酸氢钙和羟基磷灰石的形式存在,在家里通过煮沸或加少量醋煮沸的方法是不容易使钙融入汤中的,所以说骨头含钙量高并不表示骨头汤含钙也高。另外即使吃掉骨头渣也不一定能达到补钙的效果。

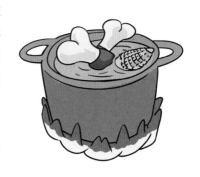

在饮食中可以选择牛奶进行补钙,对没有条件饮奶的乳母,可以食用大豆及其制品、虾皮、芝麻酱,以及深绿色蔬菜等。

11. 通过膳食可以改善乳汁吗

母乳是适合新生儿的最佳食物,其分泌量及成分可以受乳母膳食的影响:

(1)维生素A的影响:乳母摄入的维生素A部分可通过乳腺,如果母体缺乏维生素A,乳汁中维生素A的含量也将降低,可能会造成婴儿患低视黄醇血症。不过不要盲目地吃富含维生素A的食物,因为乳汁中的维生素A是有一定限度的,如果已经达到了这一限度,即使吃再多,乳汁中维生素A的比例也不会增加。

(2) B 族维生素的影响：乳汁中维生素 B_1、维生素 B_2、维生素 B_6 和维生素 B_{12} 都会受到母体的影响，一旦缺乏，可能会影响新生儿神经发育，造成其发育迟缓。

(3) 必需脂肪酸的影响：母体摄入的必需脂肪酸还会影响乳汁中必需脂肪酸的含量，如果每日供给的脂肪量小于 1 克每千克体重时，不仅泌乳量下降，而且也会引起乳汁中必需脂肪酸缺乏。我们都知道婴儿中枢神经发育所需的脂溶性维生素的吸收都需要脂类，所以缺乏必需脂肪酸可能会影响婴儿的大脑发育。

乳汁中的营养成分是依赖于乳母的营养的，一般乳母某些营养缺乏，可能在短时间内乳汁的质量不会下降，但其成分是通过消耗母体的储备的营养来保持恒定的，影响乳母自身的健康。例如，乳母膳食钙摄入不足时，会动用母体本身贮存的钙来维持乳汁中的钙平衡。所以乳母的膳食最好做到营养全面、丰富，在正常膳食基础上，注意增加营养素的膳食摄入量。这样可以使乳母产生充足营养的乳汁，保证新生儿的正常生长发育。

12. 哺乳对乳母的好处有哪些

现在很多人提倡母乳喂养，大多都知道哺乳对于宝宝来说有很多好处，宝宝可以从乳汁中获得多种营养，使其健康成长。实际上，哺乳不仅有利于宝宝，对乳母本身也是有很多益处的，具体有以下几方面：

(1) 促进子宫恢复：在哺乳的过程中，宝宝通过不断吮吸可以刺激母体产生催产素，使子宫进行收缩，有利于乳母产后子宫恢复到孕前的状态。

(2) 防止发生乳腺炎：哺乳可以促进乳汁排空，从而避免乳母发生乳房肿胀和乳腺炎。

(3) 管理自身体重：分泌乳汁需要消耗大量的能量，可以消耗乳母在孕期贮存的多余脂肪，达到减肥的目的，同时也预防产后肥胖，能够科学地管理自身的体重。

(4) 降低患某些疾病的危险：有些研究表明，哺乳可以降低乳母发生患骨质疏松和乳腺癌、卵巢癌的风险。

所以建议乳母，如果具备母乳喂养的条件，为了宝宝和自身的健康，不要盲目地选择配方奶来代替母乳。

13. 为什么乳母也要喝奶类

除婴儿需要喝母乳外,乳母也要注意乳制品的补充,如鲜牛奶、酸奶等。这是因为乳母也需要补钙。在哺乳期内,乳母每天从乳汁中排出约 300 毫克的钙量。如果乳母膳食钙摄入量不够,不及时补充钙质,母体将动员自身骨骼中的钙来维持母乳中钙的相对稳定。乳母可能会因缺钙而出现腰酸腿痛、抽搐,甚至骨质软化症。所以为保证乳汁中正常的钙含量,并维持身体钙平衡,建议乳母每天要喝奶或奶制品,增加体内钙的含量。

中国营养学会推荐乳母每天摄入的钙为 1 200 毫克。奶或奶制品不仅钙含量很高,而且吸收率也高,是钙最好的食物来源。以某品牌的牛奶为例,每 100 毫升含有 128 毫克的钙,如果乳母比孕前多喝 200 毫升的牛奶,总量达 500 毫升,就可以获得约 640 毫克的钙,再加上从平时膳食获得的钙,便可达到推荐的摄入量。另外也可以用钙剂和骨粉补充钙。

14. 为什么推荐吃鱼

《中国居民膳食指南(2016)》中关于乳母的膳食首先特别强调的就是适当增加鱼肉蛋和海产品。吃鱼的益处多多,如:

(1) 鱼肉易消化吸收:鱼肉中肌肉纤维细短、水分含量较高,与畜、禽类的肉相比易消化,更适合哺乳期的女性。

(2) 提供优质蛋白质:鱼类含有 15%~25% 的蛋白质,含有人体所需的各种氨基酸,属于优质蛋白质,建议乳母每天食用 75~100 克的鱼肉以补充优质蛋白质。

(3) 提供维生素:鱼类的维生素 B_1、维生素 B_2、烟酸、维生素 E 含量较高,其肝脏是维生素 A 和维生素 D 的重要来源。

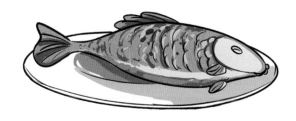

（4）DHA：是长链多不和脂肪酸"二十二碳六烯酸"的英文缩写，以"脑黄金"为人们所知，在鱼类中的含量较为丰富。它是脑细胞和视网膜的重要组成成分，能促进婴儿的生长发育。婴儿是可以从乳汁中获取 DHA 的，所以处于哺乳期的女性可以吃一些三文鱼、凤尾鱼、鱼油等食物来增加乳汁中 DHA 含量。

15. 怎样吃鸡蛋

鸡蛋有很高的营养价值，消化吸收率高，是优质蛋白质、B 族维生素的良好来源，蛋黄中还含有丰富的卵磷脂、固醇类、蛋黄素以及钙、磷、铁、维生素 A、维生素 D 及 B 族维生素。鸡蛋虽好，但不要吃错：

（1）分娩后不宜立即吃鸡蛋：分娩后数小时内，最好不要吃鸡蛋，因为在分娩过程中，体力消耗大，出汗多，体液不足，导致消化能力下降。若分娩后立即吃鸡蛋，则可能难以消化，增加胃肠的负担。

（2）不宜多吃鸡蛋：有些女性为了加强营养，分娩后和坐月子期间，常以多吃鸡蛋来滋补身体的亏损，甚至把鸡蛋当成主食来吃，这种做法是错误的。中国营养学会推荐乳母每天膳食中摄入的蛋白质应达到 85 克，每个鸡蛋约含有 6~7 克的蛋白质，虽然没有研究证实多吃鸡蛋有害，但在哺乳期内的营养来源应该全面，尽量不要单一，所以每天乳母以摄入 2~3 个鸡蛋为宜。其余蛋白质可以从其他途径摄入，如鱼、豆制品、牛奶等。

（3）不能生吃鸡蛋：鸡蛋在母鸡产道产出后经过泄殖腔，蛋壳很有可能被排泄腔内的细菌（如沙门菌、大肠杆菌、金黄色葡萄球菌等）或寄生虫卵所污染，因此无论是否处于哺乳期，都应该尽量不吃生鸡蛋，最好要煮熟后再食用，否则可能会导致腹泻、呕吐、胃痉挛等症状。

16. 鸡蛋和豆浆相克，不能同时吃吗

答案是可以同时吃。关于两者相克的理由，一般的说法是，豆浆中含有一种胰蛋白酶抑制剂，会抑制肠道中的胰蛋白酶活性，妨碍鸡蛋蛋白质消化吸收，降低了营养价值。但真相是豆浆（黄豆、黑豆）中的胰蛋白酶活性遇热不稳定，煮沸加热 8 分钟即可破坏大部分，剩余少量的胰蛋白酶也不足以干扰到鸡蛋的消化吸收。所以在加热充分的情况下，鸡蛋和豆浆是可以一起吃的。两

者一起吃,营养价值反而更高,这是因为鸡蛋含有丰富的蛋氨酸可以弥补豆浆中蛋氨酸的不足,达到蛋白质互补的作用,能提高蛋白质的利用率。

17. 乳母怎样补碘

碘与婴儿的免疫功能及神经系统的生长发育有关。与非哺乳女性相比较,乳母随着基础代谢率和能量消耗的增加,碘的需要量也随之增加。

由于大多数食物缺乏碘,所以推荐乳母食用加碘食盐,一方面,可以保证有规律地摄入碘,来满足自身对碘的需要;另一方面,能防止婴儿因缺碘而发生智力低下、体格迟缓。其原因是甲状腺激素能促进骨骼、脑和生殖器官的生长发育,而碘是合成甲状腺激素的原料,乳汁中的碘含量受乳母膳食的影响,一旦乳母长期摄碘不足可导致婴儿碘的缺乏,进而影响婴儿的智力、骨骼发育。

《中国居民膳食营养素参考摄入量》推荐乳母每天膳食碘的摄入量为240微克。除了摄入碘盐外,乳母还可以增加富含碘的海产品的摄入,如海带、紫菜和鱼虾。

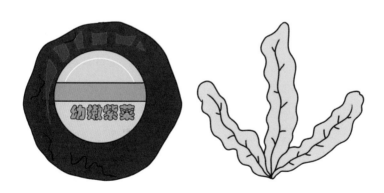

18. 便秘时如何选择饮食

多数女性由于在分娩过程中体力消耗大,腹部肌肉松弛,加上卧床时间长,运动量减少,致使肠蠕动变慢,比一般人更容易发生便秘。此时在饮食上应注意:

（1）注意补充蔬菜水果的摄入：新鲜的蔬菜水果含有多种维生素、矿物质、膳食纤维、果胶、有机酸等成分，可增加食欲，增加肠蠕动，防止便秘，且能促进乳汁分泌，是不可缺少的食物。如果蔬菜水果摄入不足，不仅会加重便秘的症状，还会造成某些微量营养素的缺乏，影响乳汁的质量。

（2）注意杂粮、薯类（包括土豆、红薯、山药等）的摄入：这些食物含有较多的膳食纤维，可以促进胃肠蠕动，预防和缓解便秘，维护肠道环境，有利于各种营养素在肠道的吸收。

（3）不宜吃大鱼大肉：过多动物性食物的摄入，会使大多数女性的蛋白质、脂肪摄入过量，加重消化系统的负担，增加便秘症状。

（4）不宜吃太多补品：吃很多补品可能会导致饮食不均衡，造成肠道功能的紊乱，会加重便秘的症状。

19. 哺乳期内怎样减重

大多女性在生产后的体重与孕前相比都会增加，但建议乳母在产后不要着急节食减重，特别是在宝宝添加辅食之前，也就是产后 6 个月内。因为此时宝宝饮食的唯一来源就是母乳，如果在这段时间内过度控制饮食减重的话，可能会导致乳汁的质量下降，影响宝宝的正常生长发育。如果乳母做到以下几点，即使不需要节食也能减重：

（1）坚持哺乳：乳母在泌乳过程中会消耗能量，并且为婴儿供给的乳汁中的能量也是大部分由母体的能量转化而来的。因此，可以通过坚持哺乳来促进自身脂肪的消耗，达到减重的目的。

（2）适当锻炼：最佳的减重方式就是锻炼，产后可根据医生的建议，适量活动，如散步、做家务等，适当的活动不仅可以促进机体复原，还可以减少产后并发症的发生。自然分娩的乳母可以在 42 天后增加运动，剖宫产者可根据自身情况选择在 6~8 周或更长的时间后运动。

（3）注意饮食：合理增加哺乳期的膳食，避免高脂肪、高热量食物，不过度控制饮食，但也不要摄入过多，造成营养过剩。建议少食多餐、膳食搭配合理。

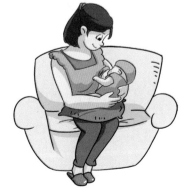

事实上,女性在哺乳期内的各种生理器官有一个复旧过程,此后体重自然会逐渐减轻,腰也会变细,因此乳母不需要急着减肥。在哺乳期内合理饮食、健康地哺育宝宝最为重要。

20. 可以喝红糖水吗

一般认为红糖水有补气活血、健脾暖胃的作用,常和姜一起服用来改善月经不畅。女性在产后喝红糖水也是比较多的,因为红糖容易被消化吸收,可以及时为产后虚弱的女性补充能量、促进乳汁分泌,有益于产妇身体恢复,同时红糖为粗加工的糖,矿物质和维生素损失较少,有益于产妇。

但产后喝红糖水要注意以下几点:

(1) 不要喝多:食用过量的红糖,可引起腹胀、食欲减退等症状。另外红糖的热量与白砂糖相当,如果摄入过多而没有消耗掉,就很容易变成脂肪储存在体内,造成产后肥胖。建议每天的红糖量控制在 25 克及以下水平。

(2) 不要长期喝:一般认为红糖水有活络气血的作用,产后连续 7~10 天内饮用最佳。

多数人认为红糖可以补血,实际上红糖中铁含量虽然比白砂糖多,但含量仍较低。产后补血可以选择其他食物,如红肉、动物肝脏等,不要局限于单一食物。

21. 乳母可以饮酒和吸烟吗

禁止饮酒。酒精不仅会使乳汁分泌减少,还会通过乳汁进入婴儿体内,影响婴儿的睡眠及精神运动发育。澳大利亚一项研究证明,如果在哺乳期的女性饮酒,那么她的孩子在 6~7 岁时,就会容易发生认知障碍,并且母亲喝得越多,孩子认知测试的得分就会越低,对孩子影响也就越大。

禁止吸烟。烟草中含有多种有害物质,如尼古丁、一氧化碳、烟焦油等。这些物质可被吸收到血液中,通过乳汁进入婴儿体内。由于婴儿的生理系统没有发育完善,这些有害物质对婴儿的影响较大。因此在哺乳期的女性最好不要吸烟,同时也要避免吸入二手烟。

22. 为什么要戒掉夜奶

研究表明,宝宝到了一定的月龄之后,晚上是可以连续睡眠 5~6 个小时不吃奶的,这时候吃夜奶多数起的是安慰作用,并不是真正的饿。因此,要及时戒掉夜奶。如果坚持吃夜奶,不但对宝宝的发育没有好处,可能还会影响宝宝健康,为什么这么说呢?

（1）影响生长激素的分泌:夜间是生长激素分泌旺盛的时期,频繁夜奶会使宝宝的睡眠质量降低,从而影响宝宝生长激素的分泌,不利于宝宝生长需要。

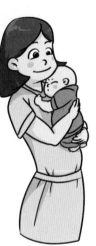

（2）加重宝宝肠胃负担:晚间消化功能减弱,加上本身宝宝消化系统不太成熟,多次喝夜奶,容易加重肠胃负担。

（3）有喂养过度的风险:在白天摄入奶或辅食足量的情况下,再频繁地吃夜奶,会使宝宝肥胖,影响其生长发育。

（4）增加患龋齿风险:宝宝乳牙萌出后,妈妈们就要关注宝宝的口腔护理问题了。夜奶后直接入睡,乳汁残留在宝宝口腔里,会加大龋齿的概率。

23. 宝宝多大可以断夜奶

大多数宝宝在 6 个月后,胃容量相对增大,没有夜奶也可以满足宝宝的生长需求。不过对于何时断夜奶最好,目前并没有明确的规定,有些宝宝 4 个月左右就可以不吃夜奶,也有的宝宝 10 个月,每晚还要吃一次。

妈妈们可根据自己宝宝的情况,观察到如果宝宝吃夜奶吃得并不专心,表现为吃吃停停,每次只是想吃几口,那说明宝宝不是饿,夜奶只起到了安抚的作用,类似这种的夜奶,家长可以考虑慢慢断掉。

24. 如何给宝宝断夜奶

对于有夜奶习惯的宝宝来说,戒掉夜奶确实不是一件容易的事情,除了妈妈们要坚定信心外,掌握一些方法技巧能够事半功倍。

（1）睡前吃饱,合理添加辅食:睡前 1~2 个小时妈妈可以为宝宝加餐,比如母乳或辅食(6个月以后的宝宝),但每次喂养都建议先喂母乳再喂辅食,这样可以有效地减少宝宝夜醒的次数。家长可以尝试把辅食换成容易饱腹的食物,如米粉糊、蛋黄糊等,从而延长宝宝的饥饿时间,提升睡眠质量。

(2)白天给足宝宝安全感:很多时候,宝宝只是想寻求安抚,寻找睡眠的安全感。除了夜奶外,有的宝宝还习惯摸着乳房入睡。这种情况,爸爸妈妈白天要增加陪伴宝宝的时间,多跟宝宝交流。

(3)规律作息,夜间醒来多安抚:减少白天的睡眠时间,白天宝宝睡得多,晚上自然就不困了。比如,将白天3次小睡,改为2次,期间建议让孩子多趴一趴、进行大运动练习,家长多逗引宝宝,让宝宝多笑一笑,和宝宝说说话。不仅利于宝宝的情感、认知的发育,相对应地还可以增加运动消耗,这样宝宝累了,晚上就会睡得踏实一点。即使宝宝夜间醒来,家长要多安抚,可以轻拍宝宝,哼唱儿歌。

(4)睡前仪式:想要宝宝夜间醒来安抚有用,一定要建立睡前仪式。临睡前,爸爸妈妈可以一起给宝宝洗个热水澡、换上睡衣、讲个故事、唱睡前歌曲等等,帮助孩子放松,做好睡前准备。一定要在孩子过度劳累之前开始这些活动。经过一段时间后,宝宝会把这些活动与睡眠联系在一起,放松且舒适地入睡。一般宝宝会睡眠时间相对较长,也间接地减少了夜奶的次数。

(5)态度坚定,循序渐进:断夜奶的基本原则是循序渐进,对于宝宝和妈妈来说有效的断奶方式是自然离乳。适当延长夜间吃奶的时间间隔,原本3个小时吃一次奶,逐渐变为3.5小时,第二天改为4小时,逐渐戒掉夜奶。但是有些妈妈为了给宝宝断夜奶,晚上会和宝宝分房睡,这对于宝宝心理安全感的建立十分不利。在断夜奶这件事情上,爸爸妈妈要统一意见,态度坚定,不要因为宝宝的哭闹,使断夜奶的过程断断续续的。一般坚持一周左右会有很明显的效果。

25. 宝宝多大可以断奶

世界卫生组织(WHO)建议,婴儿半岁以前进行纯母乳喂养,而母乳喂养可持续至2岁或更长。可见,选择什么时候断奶并没有固定标准。因此,我们鼓励妈妈们可以坚持母乳喂养,如果你和宝宝都愿意,可喂到自然离乳。

当然,无论妈妈选择何时给宝宝断奶,都要兼顾自身和宝宝的状况,不要同其他妈妈们比,而且要根据实际情况不断调整断奶计划。

26. 断奶有哪些误区

断奶对于妈妈和宝宝来说，是一项非常艰巨的挑战。很多妈妈为了断奶，会在奶头上涂辣椒、墨汁、黄连水等，或者把宝宝送走让宝宝看不到妈妈，其实这些方法都是不可取的，以下常见的误区妈妈们要避开。

（1）心软反复断奶：在断奶的过程中，千万不要因孩子一时哭闹，就心软恢复哺乳。来回反复地给奶、断奶不仅会让孩子陷入期望和失望交替的情绪中，造成夜惊、拒食，甚至会为孩子日后患心理疾病埋下隐患。所以断奶时过程中妈妈既要让孩子逐步适应饮食的改变，又要态度果断坚决。

（2）强迫宝宝和妈妈分开：对小孩子来说，一没有了母乳，二见不到妈妈，是一件非常可怕的、没有安全感的事。特别是对母乳依赖较强的孩子，可能会产生强烈的焦虑情绪，不愿吃东西，烦躁不安，哭闹剧烈，睡眠不稳，甚至还会生病。所以，在断奶的过程中，不建议采取让孩子见不到母亲的方式来进行。

（3）简单粗暴断奶：为了回奶，有的妈妈采取节食的方法，想将奶水憋回去。这样做显然违背了生理规律，且很容易引起乳房胀痛，严重的话还会引起乳腺炎。断奶应该循序渐进、有计划、有步骤地进行。奶胀的时候可用吸奶器将奶吸出一些；先慢慢断掉白天的奶，然后再慢慢断掉夜里的奶。这样做既有利于母亲回奶，孩子接受起来也更容易一些。

（4）忽视妈妈的"断奶"反应：说起断奶，大家都认为对孩子是一次考验，往往忽略了妈妈在断奶期的心理感受。其实，断奶会使妈妈体内的激素发生变化，妈妈会出现沮丧、易怒等负性情绪，同时伴有乳房胀痛的烦恼。妈妈要注意不要独自扛下所有的情绪，可以找合适的人倾诉，也完全可以哭诉你对结束母乳的不舍，以此来缓解自己的压力。

27. 如何科学断奶

最理想的断奶方式是自然离乳，意思是宝宝自己降低对吃母乳的欲望，随之吃奶次数越来越少甚至不吃，完成断奶。然而，并不是所有的宝宝都能自然离乳，有些可能需要经历一番折腾。提前了解正确的断奶技巧，以帮助宝宝顺利度过断奶期。具体的做法有：

（1）提前和孩子进行交流：婴儿的理解能力大于他的表达能力。当你希望断奶的时候，可以告诉他你的想法，并将大一些的成功断奶的孩子作为榜样，让他明白，随着年龄的增长，断奶是必要的。当他某天早晨没有要求吃母乳时，一定要及时表扬。

（2）逐渐减少哺乳次数：每 2~5 天减少一次哺乳，缩短哺乳时间，同时增加哺乳间隔。这种断奶方式一方面妈妈不会因涨奶难受，另一方面也是给孩子一个适应的过程。只是这种方式可能会需要很长的时间，几个星期，甚至几个月，妈妈要做到心中有数。

（3）给予更多的关注：断奶可能让孩子感觉失落，这时候切勿强行进行母婴分离，或者对孩子的哭闹视而不见，而是应该给他更多的关注，让他知道即便不进行母乳喂养，妈妈也还是一样地爱他，通过陪伴来缓解孩子的不良情绪。

（4）分散注意力：到了吃奶的时间时请家里其他成员给予奶瓶喂奶或辅食，或者用游戏、户外活动等方式来分散他的注意力。如果他还是很想喝母乳，也不要断然拒绝，可以给他 1~2 分钟的母乳吮吸时间，然后给予奶瓶或者杯子喝奶。一定要慢慢地，随着孩子的步伐和意愿逐渐进行断奶，不可急于求成。

（5）减少睡前哺乳：有些孩子有边吃奶边入睡的习惯，这对于断奶是非常不利的。对于这种情况，首先要做的事情是把两件事情分开，重新建立睡眠时间，通过唱歌、摇摆等其他方法帮助他入睡，逐渐让他脱离用乳房作为辅助入睡的习惯。当夜间醒来的时候，也尽量避免采用母乳安抚入睡。可以通过拥抱、拍打等方式，帮助他再次入睡。当然，这个过程并不容易，但是是必需的。

（6）减少孩子对妈妈的依赖：对孩子来说，吃母乳一方面是为了进食，另一方面会给孩子一种安全感和亲切感，继而产生依赖。所以，在断奶阶段，应该让爸爸或其他家人和孩子多多互动，这样就可以减少孩子对妈妈的依赖，有利于断奶的进行。

29. 宝宝断奶期间需注意什么

在给宝宝断奶的过程中，妈妈需谨记切勿操之过急，要有足够的耐心和信心，下面给妈妈们提醒一些断奶期间的注意事项：

首先，选择合适的断奶时间。给宝宝选择断奶时间很关键，建议以春、秋季节为好，那时天气温和，对宝宝和妈妈相对有利。夏、冬季由于气候太热、太冷，容易发生疾病，一般不宜进行断奶。

其次,关注宝宝的健康。断奶前多关注宝宝身体情况,应在宝宝身体健康时进行,以避免拒食、消化不良而引起营养不良。

最后,适度添加配方奶或者辅食。在断奶期间也应保证宝宝的奶量,1 岁以内的宝宝以配方奶,1 岁以后可以牛奶或酸奶补充。添加辅食的宝宝,可丰富辅食的种类,循序渐进地让宝宝不再依赖母乳。

四、0~6 月龄婴儿
喂养问题答疑与辟谣

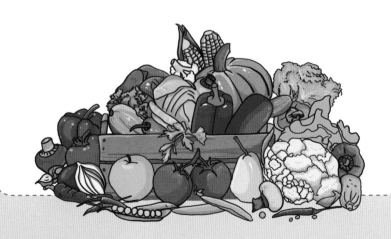

0~6 月龄是人生中生长发育的第一个高峰期,对能量和营养素的需要高于其他任何时期。但此期婴儿消化器官和排泄器官发育尚未成熟,功能不健全,对食物的消化吸收能力及代谢废物的排泄能力仍较低。6 月龄内婴儿处于 1 000 天机遇窗口期的第二阶段,营养作为最主要的环境因素,对其生长发育和后续健康持续产生至关重要的影响。6 月龄内婴儿需要完成从宫内依赖母体营养到宫外依赖食物营养的过渡。因此,0~6 月龄内婴儿喂养问题是我们需要关注的重中之重。现基于目前已有的充分证据,针对我国 6 月龄内婴儿的喂养需求和可能出现的问题进行解答与辟谣。如下:

1. 为什么母乳是婴儿最佳食物

　　主要是因为母乳可以使宝宝获得最佳的营养素供给。

　　如果单从营养素的含量来看,母乳的营养素含量不如牛奶。特别是蛋白质的含量,每 100 毫升牛奶含有 3.4 克蛋白质,而母乳中只含有 1.2 克左右;脂肪的含量同样也是牛奶高于母乳。虽然母乳中的营养素含量不高,但营养素的量却是最适合宝宝生长需要的。对于宝宝来说,超过需要的营养素供给,有时反而对生长发育不利,如过多的营养素供给会产生肥胖,甚至会因为过多的营养素在体内的代谢、转化而加重肝脏、肾脏的负担。母乳中的营养素含量与宝宝的生长需要正好相符,而且宝宝对母乳中的营养素消化吸收率也高,因为母乳中不但含有适量的营养素,而且营养素存在的形式也与宝宝消化系统发育不全的特点相协调,使宝宝能更好、更快地消化吸收。

2. 母乳对婴儿生长发育的益处

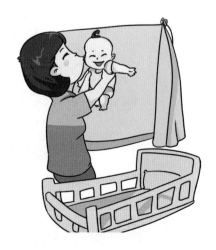

　　母乳中还有一种营养素,可能是容易被许多人忽视的物质,那就是水。对于新生儿来说,水占体重的比例大约为 78%,比其他任何年龄人群的含量都高(成年人体内水分含量只有 55%)。因此,水对于宝宝的生命来说更为重要,而新生儿又特别容易出现水缺乏。对于初为人母的妈妈来说,如果用人工喂养的方法,有时很难掌握宝宝的供水量,而母乳中的水分含量比较适合宝宝。每1 000毫升母乳中含水量为870~890毫升,母乳不仅是最佳的食物,也是最佳的饮料。

母乳中含有大量的免疫物质,例如各种抗体、溶菌酶等,对于抵抗力较弱的宝宝来说,这一点十分重要。宝宝在妈妈体内时处在无菌的环境中,一旦来到外界,各种细菌、病毒都可能从消化道、呼吸道等进入宝宝体内,由于宝宝的免疫系统发育还不十分完善,妈妈乳汁中的这些免疫物质可是帮了宝宝的大忙。所以与母乳喂养的宝宝相比,人工喂养的宝宝很容易出现腹泻、咳嗽甚至肺炎。另外,母乳喂养也比较经济、方便,对于健康的妈妈来说,母乳喂养更加卫生。

3. 如何顺利地进行母乳喂养

(1) 重视产前的准备工作。

(2) 产后尽早开奶,尽量母婴同室,早吮吸早开奶,保持愉悦的心情,心情影响奶水质量,心情郁闷容易回奶。

(3) 含乳姿势要正确。正确的含乳姿势一定要让宝宝含一大口!如果含得浅,一定会痛!并且每次哺乳吸空乳汁,哺乳结束后,宝妈可以用小指伸入宝宝口中,让空气进入婴儿的口腔,然后轻轻按压宝宝的下颌。取出乳头后可以擦上乳头膏或者乳汁,防止皲裂。另外,宝妈一定要在宝宝有饥饿感时哺乳。

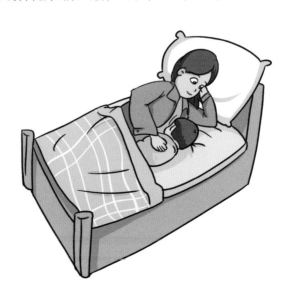

有的小宝宝在饱腹时会把乳头当成玩具啃咬,造成乳头皲裂。乳头皲裂后不能用肥皂或沐浴露清洗,涂上乳汁或者乳头霜能帮助乳头愈合。

（4）增加产妇营养,乳汁的分泌需要充足的营养与水分,否则会影响乳汁的质与量,所以产妇应特别注意饮食营养。

4. 常见的哺乳姿势有哪些

常见的哺乳姿势有4种,宝妈可以按需改变:

（1）摇篮式:把宝宝横抱在腹部前方,哺乳同侧的手前臂支撑住宝宝的头部,手掌支撑宝宝的臀部。另一只手呈U形,捧起乳房。这种姿势不易支撑宝宝的头部,不适合新生儿宝宝。

（2）交叉摇篮法:与摇篮法相似,但喂右侧时用左手托,喂左侧时用右手托。这种姿势能更好地托住宝宝的头部,特别适用于早产或者吃奶有困难的宝宝,这也是在公共场合最方便的哺乳方式。

（3）侧卧式:宝妈侧卧在床上,把宝宝也侧卧,面对乳房。用一只手揽着宝宝的身体,固定好其头部,另一只手将乳头送到宝宝嘴里。这种哺乳方式比较轻松,很适合夜间哺乳和剖宫产的妈妈。不过,如果宝宝没有完全学会吮吸,最好不要采用这种方式。

（4）橄榄球式:将宝宝抱在身体一侧,（下面可以垫上哺乳枕）用同侧手臂托住宝宝,手掌伸开,托住宝宝的头部,让他面对乳房。这种姿势很适合剖宫产、乳房大小不一或者乳头内陷、扁平的妈妈,同时也适合新生儿宝宝。

5. 初乳不像奶,应该弃掉吗

妈妈在分娩后7天内所产生的乳汁,叫作初乳。初乳中富含高浓度免疫球蛋白,所以颜色是黄黄的;除此之外,初乳中还含有超过13种生长因子,68种细胞因子,415种蛋白质,超过200种寡聚糖,各种免疫球蛋白、乳铁蛋白、溶菌酶和大量免疫活性细胞,对日后预防宝宝的相关疾病、促进肠道菌群正常生长有着至关重要的作用。

初乳呈黄色,较黏稠。有的人认为初乳内没有什么营养,吃了这些奶后对宝宝不利,而把前1~2天的奶挤出来扔掉,这是非常错误的。

初乳量比较少,但其中含有宝宝非常需要的一些营养成分,主要是各种免疫球蛋白,可增强宝宝的抗病能力。其中的免疫球蛋白A,宝宝吃后其可黏附在胃肠道的黏膜上,抵抗和杀死各种细菌,从而防止宝宝发生消化道、呼吸道各种感染性疾病。初乳中的巨噬细胞,可把胃肠道中的有害细菌吃掉。此外还有一些具有杀伤细菌和病毒的T淋巴细胞和B淋巴细胞,以及其他特异性抗体。而这些具有抗病能力的营养物质,是任何营养保健品所无法替代的。由此可见,初乳是个宝,把初乳挤出来丢掉实在是太可惜。

6. 开奶期间如何喂养

初乳在宝宝出生之前已经有了,所以不用担心你没有初乳。初乳的量很少,是非常浓缩的、适宜给新生儿的食物,从营养密度到量都是完美的。虽然很少,但是足够了。

在宝宝出生后,如果是头一胎,妈妈可能要72~120小时后才会大量下奶。在大量下奶之前可以只喂初乳。如果是早产儿,低体重儿,或者新生儿有出生缺陷或者疾病,胎儿出现低血糖,或者妈妈有严重疾病或抑郁,可能需要在下奶前给宝宝喂一点配方奶,但这些情况都非常少有需要医生指导。正常情况下,妈妈的初乳都足以满足正常的足月产宝宝的需求。

7. 母乳不足怎么办

母乳能提供宝宝全面的营养,而且相对于配方奶粉,不那么容易上火。因此坚持母乳喂养,对于宝宝的健康成长是很有意义的。但是,越来越多的妈妈们出现了母乳不足的现象。

母乳不足时,可多让宝宝吮吸:宝宝吮吸能疏通乳房,使奶水更容易流出。如果因为奶水少就放弃让宝宝吮吸,很容易导致断奶。如果母乳实在没办法保证婴儿生长时,可选适宜的配方奶粉。

8. 婴儿配方奶粉是什么

配方奶粉是为满足婴儿的营养需要,在普通奶粉的基础上加以调配的奶制品。以牛乳为基础之婴儿配方奶,适用于一般的婴儿。配方奶粉是在奶粉中加入各种营养成分,以达到接近母乳的效果。与普通奶粉相比,配方奶粉在配方中去除了部分酪蛋白,增加了乳清蛋白;去除了大部分饱和脂肪酸,加入了植物油,DHA(二十二碳六烯酸,俗称脑黄金),AA(花生四烯酸);还加入了乳糖,含糖量接近人乳;降低了矿物质含量,以减轻婴幼儿肾脏负担;另外还添加了微量元素、维生素、某些氨基酸或其他成分,使之更接近人乳,也称为婴儿配方奶粉。配方奶粉除去牛奶中不符合婴儿吸收利用的成分,甚至可以改进母乳中铁的含量过低等一些不足。因此,在母亲生病等极少数情况下给婴儿添加配方奶粉成为世界各地普遍采用的做法。

૧. 瓶喂和亲喂有什么区别

用传统的奶瓶喂养方式时,宝宝为了能确保自己的呼吸道畅通,只能没有选择地把奶全部咽下去。如果喂食时奶瓶是呈直立状,即使选择的是流速最慢的奶嘴,也还是会有奶从奶嘴漏出来。

当宝宝用奶瓶进食时,由于压力原因,会把更多的奶吸进嘴里,宝宝必须不停地吞咽才能避免自己被呛到。这样传统的奶瓶喂食方法,对宝宝而言压力是非常大的。当宝宝企图把奶瓶推开,或是想把头转开,奶水从嘴角流出来时,都是宝宝在发出抗议,他们觉得自己被奶瓶堵到无法呼吸了。对宝宝来说,几分钟就喝光一瓶奶,不是一件容易的事。如果妈妈们仔细观察就会发现,母乳喂养时,宝宝都是吃一会儿休息一会儿,感觉是没有在好好吃奶,一边吃一边玩,但这种时候宝宝进食是非常放松的。

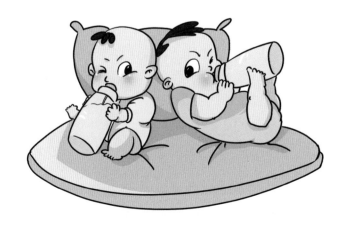

宝宝吃奶时应保持愉悦的心情,当宝宝被动吃奶时很容易导致宝宝吃太多、吐奶、胃食管反流,气喘、喝奶时呼吸困难,甚至是出现抗拒喝奶的情况。这意味着,不管是什么喂食方式,都要尽量模仿母乳喂养的方式,让宝宝在没有压力的情况下进食,才能更好吸收。

10. 奶瓶的正确喂食方式是什么

(1) 等宝宝自己张开嘴巴:将宝宝抱直,用奶嘴轻碰宝宝的上唇,等宝宝自己张开嘴巴。不要将奶嘴强行塞入宝宝的嘴里。

(2) 直立式奶瓶好控制:宝宝保持直立式,喂食的时候奶瓶平行于地面,维持水平状。将奶瓶提高到能维持奶嘴顶部充满即可,当宝宝快吃完的时候,可以将奶瓶再提高一些。

(3) 别让宝宝一开始就吸到奶:母乳喂养时,宝宝通常需要等 1 分钟左右,在吸吮的刺激之下,才会分泌乳汁,而用奶瓶喂养时,宝宝马上就能喝到奶,导致再吃母乳时,就没有耐性。因此在使用奶瓶喂养时,可以模仿宝宝吃母乳的过程,让宝宝吸奶瓶时有一段等候的时间,然后再慢慢让宝宝吸到奶水。

(4) 观察宝宝释放的身体信号:不管是母乳喂养或者是奶瓶喂养,所有的宝宝在饥饿时,都会释放出信号,宝宝有了吃奶的信号,及时喂奶最为适宜,不要定时定量。进食中,宝宝出现转开头,推奶瓶,从嘴角溢奶等情况,就需要休息一下了,可以将奶瓶压低,不要让奶水流进奶嘴,让宝宝有一个休息的时间。这个时候并不需要将奶嘴从宝宝嘴里拿走,可以让奶嘴顶向宝宝上颚的部分,等宝宝想要继续进食的时候,他们会主动去吮吸奶嘴,这时可以再将奶瓶抬高,让宝宝能够吃到。

(5) 奶瓶喂养也要换边:既然要模仿母乳喂养的方式,使用奶瓶时,也要记得给宝宝换边,让宝宝感觉和母乳喂养时没有区别,这样也能避免当妈妈给宝宝继续母乳喂养时,宝宝只吃一边的情况。

(6) 找到适合宝宝的奶嘴:每个宝宝对奶嘴的选择都是不同的,较小的宝宝,要确定奶嘴的流速是缓慢的,较大的宝宝,如果无法应付较快的流速,也需要选择缓慢流速的奶嘴。不用在意奶嘴包装上的年龄建议,适合宝宝的,才是最正确的。

11. 奶瓶喂养的正确方式

用奶瓶喂宝宝,似乎是特别简单的事情,不像母乳喂养非要妈妈亲自操作一样。感觉只要有一个奶瓶,往宝宝嘴里一塞就可以了。但这样真的对吗?传统的喂食方式中,宝宝基本上都是躺着的,奶瓶倾斜确保没有空气进入。但有没有想过,用奶瓶喂宝宝的时候,是否能保持宝宝呼吸道的畅通,宝宝会不会觉得有压力,奶瓶的使用方式是否符合自然的喂食规律。

(1) 不要将奶瓶直立喂食,这对宝宝来说是充满压力而且很危险的一种方式。

(2) 不要在宝宝包裹得过于严实时喂奶,这样无法观察到宝宝的手释放出的信息,当宝宝感觉有压力难受的时候,他们需要能自由地用手推开奶瓶,或者用手来表达心情。

(3) 宝宝的脸没有与你相对时,不要喂宝宝。对宝宝来说,喂食的过程也是他们与这个世界互动学习的一个过程。与宝宝进行眼神交流,和他们说话,这会是一个愉快的过程,而不强迫宝宝进食。

(4) 不要用奶嘴在宝宝嘴里搅动,强迫宝宝喝完整瓶奶。要让宝宝自己决定喝多少,什么时候喝饱,过度地进食会让宝宝不舒服,也会让宝宝感觉到不开心。

12. 如何挤奶喂养

首先,要注意在挤奶时,不要弄痛乳晕和乳头。用拇指和食指挤压乳晕,以无疼痛感为宜。即使乳汁很难流出,也不要使劲挤压。挤奶的关键是挤压的部位和角度,用力过度会弄伤乳晕。

其次,挤压乳晕的手指要勤换位置。挤压乳晕的位置有多种,手指可以上下挤压,也可以左右挤压,还可以斜着挤压。只挤压乳晕的一个部位,那个部位的负担就会过重,会有受伤的危险。

13. 如何判断乳汁分泌量是否充足

判断乳汁分泌量是否充足对于 6 个月以内母乳喂养的宝宝是非常重要的,所以判断乳汁的分泌量是否充足也是非常关键的一个内容。那么有以下几条可以帮助判断:①孩子每天能够得到 8~12 次较为满足的母乳喂养,"满足"的意思是:孩子每次吃完奶之后短时间内没有再吃奶的需要;②孩子在吃奶的时候有节律地吸吮,并能听到明显的吞咽声;③宝宝在出生后的最初两天,每天排尿至少 1~2 次。还有如果尿布上有粉红色尿酸盐结晶,应该在出生以后的第三天左右消失。从出生后第三天开始,每 24 小时的排尿应该达到 6~8 次,这是一个排尿的标准。排便标准:从大便的情况看,出生后,每 24 小时至少排便 3~4 次,出生 3 天以后就开始排过渡便直至黄软便,每天排便次数在 4~10 次;④体重增长正常,说明其母乳摄入量充足。

14. 宝宝多大可以喝液体奶

婴儿的消化功能没有发育完全,不能充分吸收酸奶中的乳酸菌,再加上酸奶中一般都含糖分,所以不建议 1 岁以下的宝宝喝酸奶。酸奶中的乳酸菌,可以抑制有害菌的繁殖,提高免疫力。对 1~4 岁之间的宝宝,可根据他们不同的体质适量喝些酸奶。牛奶中的蛋白质比母乳含量高,但多数是酪蛋白,酪蛋白进入孩子的胃中会形成较大的乳凝块,孩子较难消化吸收;牛奶所含的钙、磷总量虽高于母乳,但钙、磷比例不合适,不利于吸收。所以,12~24 月龄幼儿只可少量进食或部分替代母乳或配方奶。

15. 如何保存母乳

大部分需要保存母乳的情况是因为妈妈要和婴儿分离,或者这一段时间内母乳分泌太旺盛,孩子吃不完,通过储存的方法,会用专门储存袋收集以后进行储存,通常要放在 4℃~-20℃左右的冰箱里面。母乳保存方法要分不同的条件,同时挤奶的环境也很重要,如果挤奶的环境相对洁净,在常温 28℃以下的室温,可以保存 6~8 小时,最好是 4 小时;如果在 28~32℃这个温度范围,最高的保存时间是 4 小时;如果是在 15℃冰袋的条件下,可能保存到 24 小时。挤奶的时候:①要消毒自己的手,先把手清洗干净;②在相对比较干净的环境中;③清洗奶头,对吸奶器进行彻底清洗。现在各种储存容器比较丰富,另外储存的量,一次是 60~100 毫升比较好,提倡整体冷冻储藏。

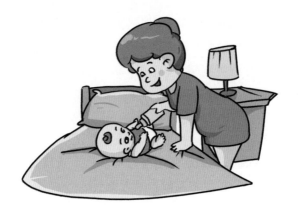

16. 如何判断婴儿因饥饿哭闹

宝宝饥饿时的哭闹：通常宝宝在出生前期饥饿哭闹能占整体哭闹的 50%，其特点是先小声哼哼，然后大声哭闹，并伴随着左右转动头部，嘴部有不停的开合动作，有时有伸嘴的动作出现。父母确认时可先轻轻来回触碰宝宝的左右两侧脸颊，如宝宝迅速将头转向触碰的一面则 90% 以上是出现了饥饿想象，此时应及时喂奶。宝宝吃饱后就不会再哭闹了。

17. 母乳喂养适宜的表现有哪些

真正的适宜，首先考虑的是宝宝的需求，而不是所谓的标准量，当然更不能追求越多越好。

很多妈妈看到这，可能会问：您说得确实有道理，可是宝宝那么小，不会说话，更不会表达饥饱，我怎么能准确知道他的需求呢？

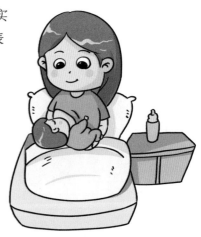

其实，要判断宝宝有没有吃够母乳，有一些非常简单的方法。

首先，可以参考的是哺乳次数和哺乳时间，通常来讲，适宜的次数为每天 8~12 次；而每次哺乳时，宝宝能吮吸单侧乳房 15~20 分钟以上。

当然了，我们前面也强调过，次数、时

长这些数值,只是参考,每个宝宝都有自己的个体差异,妈妈千万别让这些参考数值成为自己焦虑的根源,盲目地去追求喂养次数和时长。这是因为,要判断宝宝是否吃饱了,还得看他吃奶时和吃奶后的状态。比如,哺乳时,宝宝能有节律地吮吸,并能听到吞咽声;哺乳结束后,宝宝表情满足。

在妈妈开始常规哺乳后,宝宝每日排尿次数在 6 次以上,尿色清亮,不发黄,呈正常液体的稀释状态。说到尿液,有一点,要特别提醒大家,那就是宝宝晨起尿的颜色可能会稍黄一些。这是夜间吃奶量相对变少造成的,但是这并不意味着宝宝没吃饱。所以大家判断母乳喂养是否适宜的时候,不能以晨尿作为参考。

18. 为什么婴儿配方食品不能与母乳媲美

我们先说一下奶粉的主要成分。奶粉的主要成分是牛奶,在制作过程中需要对牛奶进行多道工序的加工,需要添加水稀释牛奶,添加糖弥补损失的热量,要添加防腐剂,添加各种缺少的营养成分,调节牛奶中的钙、磷、镁、铁、锌等等的比例。然而遗憾的是,母乳中含有 400 多种营养元素,大部分是婴儿大脑发育的成长素,是任何奶粉制造商都无法仿制的。母乳,都是为自己的孩子量身定制的,以满足孩子所有的成长需求,没有两位母亲的乳汁成分是一模一样的,每一位母亲的乳汁都会根据自己孩子成长的情况,每天有所调节,甚至一天之内随时调整。

母乳含有丰富而独特的营养元素及活性物质,其复杂而合理的养分搭配完全适合人类婴儿的需求,任何奶粉都无法匹及。

我们再对比下奶粉和母乳的优劣。奶粉首先缺少的,是母乳中含量丰富的活性免疫因子,我们俗称“抗体”的物质。其次,母乳中含有低聚糖。再次母乳中含有天然的胆固醇,奶粉中没有胆固醇。所以,婴儿配方奶不能与母乳媲美。

19. 什么情况下选择配方奶

乳母患活动性肺结核、急性肝炎、乙型肝炎表面抗原携带者、严重的心脏病、肾脏病、糖尿病、恶性肿瘤、精神病、艾滋病等均不宜哺乳。一般的伤风感冒可戴口罩后给婴儿哺乳;乳头皲裂、乳腺炎仅需暂时停止直接哺乳,但仍应该按时将乳汁挤出或吸空,以免病愈后无乳汁。

乳母在哺乳期应用的药物,有时可以通过乳汁排出,婴儿哺乳后可发生药物中毒或出现相应的副作用,可暂时停止喂奶。例如乳母服氯霉素可使婴儿出现灰婴综合征,服磺胺药可使婴儿出现溶血性黄疸,长期服四环素影响小儿牙齿的发育,口服避孕药可影响婴儿性腺的发育等等。

由于工作需要而过量接触毒物,农药如六六六等,这些农药进入体内后半衰期长,而且通过乳汁排出,可危害婴儿。

20. 如何判断婴儿体重正常增长

什么是正常体重增长? 首先,新生儿在出生后的三四天内,会因为排出体内多余的液体和胎便而丢掉一些体重,大约是出生体重的 5%~8%,2~3 周内会恢复回来。因此,计算宝宝体重的增长,要从他体重最轻时开始计算。新生儿从出生到三四个月之间,体重增长最迅猛,大约每周增长 113~227 克,到了五六个月左右,就达到出生体重的两倍。从 4 个月开始,体重增长缓慢下来。4~6 个月之间,母乳喂养宝宝的体重每周大约增长 85~142克;6~12 个月之间宝宝体重每周增长 42~85 克。满一周岁,母乳喂养宝宝的体重一般为出生体重的 2.5 倍,身长增长 50%,头围增长 33%。

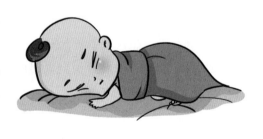

但是,有个别宝宝的确存在体重增长过于缓慢的问题。以下两点可以帮助我们判断宝宝是否属于这种情况:宝宝在两三周之内没有恢复到出生时的体重,或者宝宝在头 4 个月内体重增长不足每月 450 克。

21. 婴儿体重增长缓慢的原因是什么

在排除了疾病因素的前提下,我们要仔细观察一下宝宝的吃奶模式以及其他生活习性,从中判断到底是什么原因导致体重增长缓慢。国际母乳会的专家认为,体重增长缓慢的最常见起因是母乳喂养方法不得当,宝宝的奶吃得不够多。其中比较常见的现象有以下几种:

（1）喂养次数不够频繁：新生儿应该平均每24小时喂奶10~12次。有些宝宝不用吃这么频繁，有些宝宝却需要更频繁的哺乳才能够成长。如果宝宝每天吃奶次数在10次以下而又体重增长缓慢，妈妈应该采取措施，增加喂奶次数，以增加宝宝对养分的摄取，也同时增进乳汁分泌量。

（2）热量摄取不足：有些妈妈的乳汁虽然十分充足，但是由于宝宝吸吮的时间不够长，没有得到高脂肪、高热量的"后奶"，即使小便数量正常，发育也良好，仍然会体重增长缓慢。

（3）哺乳姿势不正确，宝宝吸吮效率不高：每次喂奶时，宝宝一开始的吸吮刺激妈妈的乳汁"下来"。妈妈乳汁"下来"之后，宝宝的每一次吸吮都应该伴随着吞咽。最初的饥饿感被满足后，宝宝的吸吮会缓慢下来。

（4）其他添加物干扰了宝宝对母乳的吸收：母乳喂养的宝宝不需要喝水或果汁。母乳中含有宝宝成长中所需要的一切液体和营养。错误地添加水或者果汁，只会稀释母乳的热量，导致宝宝体重增长缓慢。添加奶粉，也会减少宝宝对母乳的吸吮，引起母乳分泌量下降。

（5）其他因素：烦躁不安的宝宝、早产儿等，容易产生哺乳无力，甚至拒绝哺乳；分娩过程顺利与否、是否剖宫产等，有时会影响最初的哺乳；宝宝的健康状况，是否黄疸、低血糖，是否需要补充维生素；母亲的健康状况和心理状态，是否生病、吃药、怀孕、使用口服避孕药，有否有激素问题病史，是否规律性吸烟、饮酒，是否为了恢复体形而节食，乳房是否动过手术，是不是心情紧张焦虑（即使有充足的乳汁，紧张的情绪会阻碍乳汁的泌出）等等，都会影响哺乳。

22. 母乳喂养时婴儿体重增长低于配方奶粉喂养的婴儿，是否需要在母乳的基础上再增加配方奶粉喂养

解决体重增长缓慢，不仅需要在哺乳方面作出努力，还需要母亲经常地与宝宝有亲密的皮肤接触。美国的育儿专家推荐用婴儿抱带将宝宝每天数小时甚至整天挂在妈妈身上，搂在妈妈怀里，一方面增进宝宝的哺乳频率，一方面协助妈妈更好地掌握和满足宝宝的需要，最重要的是刺激宝宝体内的生长激素，促进宝宝的成长。实践证明，这个方法对于宝宝的体重增加，有着"神奇"的效果。

母亲母乳喂养是宝宝健康发育的关键，婴儿体重增长快慢还与每日母乳喂养次数、婴儿的每次摄入量以及婴儿的消化吸收有关，西尔斯医生在《育婴

手册》中有关章节里的观点强调:"让你的宝宝制定标准,而不是什么成长表格。如果宝宝体重增长有持续而合理的速度,他表现得健康、满足,那么他就挺好的。"

23. 母乳喂养应持续多长时间

母乳喂养时期孩子有两个生长高峰期,第一个生长高峰期是一岁以内,特别是 6 个月以内,是高峰期中的高峰。用母乳喂养,无疑是婴儿良好生长发育的保证。母乳含有 6 个月内婴儿生长发育所需要的所有营养物质,孩子在 6 个月前应完全由母乳喂养,不必加任何辅食。一般来说,母乳喂养可以持续到婴儿一周岁左右,尤其是在婴儿发育最关键的头 4~6 个月,产妇应尽可能做到母乳喂养,不要用乳制品代替母乳。当孩子到了 6 个月后,单纯的母乳喂养可能满足不了孩子生长发育的需要;也有一些妈妈要工作,不再具备单纯母乳喂养的条件,这时候可以逐渐为孩子添加辅食。

很多专家都表示,从生理上看,那些母乳喂养时间长的婴儿,出现食物过敏、哮喘、湿疹等过敏症状的概率将大幅降低。尽管外部环境因素,如饮食、花粉或其他一些疾病是引起过敏的主要原因,但正确的母乳喂养却可以提前预防过敏症,即在婴儿诞生后的 6 个月内纯母乳喂养,他们患湿疹和哮喘等过敏症的风险较低。若 6 个月后继续采用母乳喂养,同时添加辅食,他们患过敏症的风险就会更低。若是为了宝宝的健康着想,提倡妈妈们母乳喂养的时间最少不能少于 6 个月。因为一般宝宝接受母乳喂养的时间持续到至少 2 岁是最佳的,对宝宝的健康成长是最有利的。

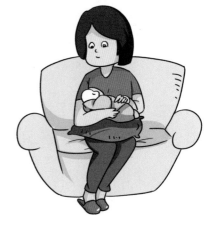

24. 6 月龄婴儿通过阳光照射能否获得所需维生素 D

要让婴儿通过阳光照射获得足量维生素 D,需要做到以下几个方面:

(1) 阳光充足,皮肤暴露范围足够,阳光暴露时间充足。显然这些要求受当地季节、居住地纬度、环境污染等条件的影响。

（2）即使季节、气候等允许，也要注意阳光中的高能蓝光可以透过晶状体，到达婴儿视网膜，对婴儿视觉产生不利影响；再者婴儿皮肤娇嫩，过早暴露日光照射可能会对婴儿皮肤造成损伤。

（3）母乳中维生素 D 含量低，母乳喂养儿不能通过母乳获得足够的维生素 D。适宜的阳光照射会促进皮肤维生素 D 的合成，但鉴于养育方式及居住地域的限制，阳光照射可能不能满足 6 月龄内婴儿维生素 D 需要。婴儿出生后数日就应该补充维生素 D，每日 10 微克，相当于 400IU。0~6 月龄内母乳喂养的婴儿，一般出生后数日即开始补充维生素 D。

25. 婴儿是否需要补钙

首先，我国儿童推荐每日钙摄入量：1 岁以内：300~600 毫克／日。正常纯母乳喂养的儿童由于母乳中钙磷比例适合，并有促进钙吸收的乳糖等成分，发生钙摄入量不足的比较少见。通过配方奶喂养的孩子，现在的婴儿配方奶都经过强化，可以根据标注计算摄入量。所以并不是所有的孩子都需要补充钙剂。

有一个因素与钙的摄入密切相关，如果缺少它，那么，进食了足够的钙也不能够吸收，这个因素就是维生素 D。母乳中的维生素 D 含量很低，纯母乳喂养的婴儿维生素 D 的主要来源是阳光照射。但是实际上我国的婴幼儿，特别是小婴儿，日光照射时间往往过短，不能满足维生素 D 的需求。缺乏维生素 D 会导致"维生素 D 缺乏性佝偻病"，初期可以表现为烦躁多汗易惊，之后存在骨骼发育异常，可以遗留畸形。

国际公认的预防此疾病的方法是每日补充 400 单位维生素 D，从出生至 2 周岁，无论喂养方式是什么。补钙不是一定需要的，而补充维生素 D 是需要的。

26. 如何评价婴儿的生长发育

小儿生长发育包括两大部分，其一体格发育，其二是精神心理发育（俗称智力发育），当两者发育均正常时可称为健康婴儿。

体格发育包括体重、身长、头围、胸围等近 10 项内容。其中体重、身长是重要的指标。而体重又是观察小儿体格发育最灵敏的指标。

体重是身体各器官、组织、体液的总重量，它能及时反映小儿近期的营养状况和疾病情况。因此定期给小儿称体重具有重要的意义。一般情况下6个月以内的小儿最好每月测查一次体重，6个月至1岁每3个月测量一次，1岁以上每半年测一次，3岁以上每年测一次。婴儿体重、身长有规律地增长是健康的表现之一。当小儿体重及身长不按规律增长，说明可能喂养方法不当，过胖时可能能量过剩，增长缓慢或不增长可能是营养缺乏或者疾病所致，从而影响小儿体格的发育，应该积极查找原因采取措施。

27. 测量婴儿生长发育指标的方法有哪些

（1）体重：测量体重最好选用专用的婴儿体重秤，测量前要检查零点，应脱去小儿外衣、鞋和帽子，年长儿尽量排空小便，这样称出的数值较为准确。正常新生儿出生时体重就在 2 500 克以上，如果低于 2 500 克为低出生体重儿，若等于或超过 4 000 克为巨大儿。满月时体重应该增加 600~800 克。出生后的第一年是体重增长最快时期。例如出生体重 3 千克的小儿，5~6 个月时体重是出生时的 2 倍约 6 千克，1 岁时体重是出生时的 2.5 倍约 7.5 千克，2 岁时约 4 倍。2 岁后平均每年增长 2 千克。

（2）身长：身长（高）是测量小儿头顶至足底的距离。2 岁以内小儿测量时取卧位姿势，因此称身长，3 岁以后要采取立正的姿势称身高。测量身长时应脱帽、鞋、袜。3 岁以内的小儿身长与营养和疾病有着密切的关系。3 岁以后身高受种族、遗传和环境的影响较为明显。身长与短期营养变化不明显，但是与长期营养状况有一定的关系。身长也是在生后第 1~2 年内增长最快。以后至青春期平均每年增加 5~7 厘米。

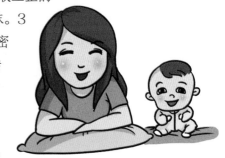

29. 用母乳喂养宝宝需注意的问题有哪些

如果母乳很好，哺乳次数应逐渐稳定，0~3 月龄正常婴儿每月平均体重增加 800~1 200 克,3~6 月龄内正常婴儿每月增加 400~600 克,说明喂养效果很理想;如果每周体重增加不足 100 克,说明母乳不够,此时宝宝会经常哭闹,需要适当增喂一次配方奶。如果加配方奶后,妈妈得到适当休息,母乳分泌量增加,或者宝宝夜间啼哭减少了,就可以这样坚持下去。如果加喂一次配方奶后,仍未改变宝宝夜间因饥饿啼哭,而母乳又不多,那就把夜间 10~11 点妈妈临睡前的一次哺乳改为喂配方奶,以保证妈妈的夜间休息。总之,增加一次或是两次牛奶,都应根据宝宝的体重来决定。无论母乳还是奶粉,按需哺乳后体重增长仍落后于两个标准差,应及时到医院就诊排除病理性情况,在 1~2 个月中,用母乳喂养的婴儿一般生病可能性较小,尽管可能会偶尔出现稀便、大便每天七八次、吐奶、湿疹等情况(0~6 月龄婴儿正常大便性状为牙膏样软便,若持续出现稀便、吐奶、湿疹等情况,应及时就医排除病理性原因),只要宝宝精神好、吃奶好就不必担心。

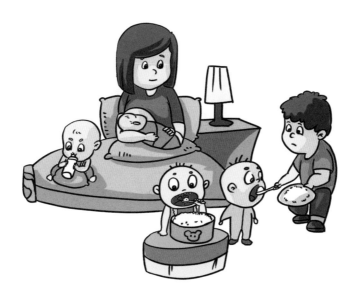

29. 用配方牛奶粉喂养宝宝需注意的问题有哪些

一般的标准,出生时体重为 3~3.5 千克的宝宝,在 1~2 个月期间,每天以吃 600~800 毫升左右的配方牛奶为宜,每天分 7 次吃,每次 100~200 毫升,如果吃 6 次,每次吃 140 毫升。对食量过大的宝宝,尽管每次能吃 150~180 毫升,最好也不要超过 150 毫升,可能会加重肾脏、消化器官的负担。宝宝一个月后,就要注意预防佝偻病的发生,除了常抱婴儿到室外晒太阳外,应每天给宝宝加400国际单位的维生素D,即浓缩鱼肝油滴剂。母乳量不足或母亲有特殊情况,不能用母乳喂养婴儿时,用鲜牛奶或全脂奶粉喂养婴儿是不适宜的,应该使用相应年龄的配方奶粉,对配方牛奶粉过敏的婴儿,也可以尝试配方羊奶粉,一般不建议用豆奶替代。鲜牛奶或全脂奶粉的问题是:首先,牛奶中所含蛋白质大约是母乳的3倍,如此高含量的蛋白质,会增加尚在发育中的肾脏的负担,甚至损害肾功能。高浓度蛋白质也就是高渗透分子的乳汁,对消化道黏膜亦有影响,严重时会造成出血性小肠炎。牛奶中的脂肪,其脂肪酸成分与母乳有明显差别,尤其缺乏婴儿生长必需的脂肪酸——

亚油酸,不利于初生婴儿。牛奶含矿物质的量偏高,钙磷比例亦不利于婴儿的生理功能。铁的含量则不能满足婴儿需要,结果可引起缺铁,从而影响婴儿的身体和智能的发育。此外,牛奶中所含维生素A、维生素C、维生素D、维生素E的量亦很低,远不能满足婴儿的正常需要。对于婴儿来说,没有一种食品比母乳更优越,但是,如果母亲缺乏乳汁或者由于某种原因不能给婴儿按时哺乳,就只能用母乳替代品了。

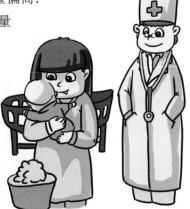

五、7~24 月龄婴幼儿营养相关问题解答与辟谣

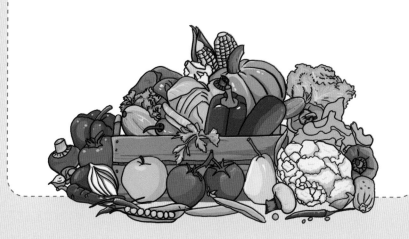

7~24 月龄内婴幼儿处于生命早期 1 000 天机遇窗口期的第三阶段,该阶段适宜的营养及喂养不仅关系到宝宝近期的生长发育,也关系到宝宝的远期健康。本章节就 7 月龄 ~2 周岁宝宝可能遇到的各种营养相关问题进行喂养指导、答疑解难及辟谣。

1. 什么是辅食

　　各国对辅食的定义略有差别。世界卫生组织对辅食的定义,即除母乳以外任何的食物和 / 或饮料(包括婴儿配方粉、较大婴儿配方奶和水)。我国对辅食的定义是,除母乳和 / 或配方奶以外的其他各种性状的食物,包括各种天然的固体、液体食物,以及商品化食物。各位妈妈们尤其要注意不要把配方奶当做辅食,配方奶可在母乳不足时作为母乳替代品。

　　由于宝宝的胃容量很小,6 个月龄时胃容量仅为 200 毫升,与之形成鲜明对比的,是宝宝飞快的生长速度,按每单位体重来算营养需求量,远远高于成年人,因此,为了满足宝宝的生长所需,辅食需选择高营养密度的食物,比如肉、鱼、禽、蛋、深色蔬菜和水果等(营养密度是指食品中以单位热量为基础所含重要营养素,维生素、矿物质和蛋白质的浓度)。

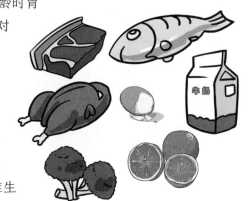

2. 什么时候开始给宝宝添加辅食

　　科学建议,宝宝满 6 月龄起(出生 180 天)是添加辅食的最佳时机。

　　比如蛋白质、铁、锌、碘、维生素 A 等,6 个月之前宝宝从母体带来的营养储备,加上单一的母乳就可以满足生长发育的营养需求。满 6 个月后,宝宝从母体带来的"粮食库"开始告急,同时随着生长需求的增长,单纯母乳已经满足不了宝宝的胃口了,因此,我们应该在继续母乳喂养的基础上添加丰富多样的食物。

　　而且,满 6 个月的宝宝消化系统发育基本完善,可消化除母乳以外的其他食物,妈妈们也不用担心宝宝会消化不良。同时,宝宝具备了一定的口腔运动功能,适时添加辅食有利于宝宝乳牙萌出和颌骨发育,并促进其感知觉、心理、认知和行为能力的发展。

3. 过早或过晚添加辅食有什么影响

宝宝满6月龄开始添加辅食,过早或者过晚都会对宝宝产生各种不良的影响,妈妈们千万不可马虎。过早添加辅食,因宝宝的胃肠系统没有发育成熟,对接受母乳之外的食物还没有做好准备,操之过急容易引起胃肠不适,甚至母乳喂养提前终止;而过晚添加辅食,母乳已经不能满足宝宝生长营养需求,容易导致营养不良,生长缓慢,甚至影响宝宝远期的生理和智力的发育。因此,要及时给宝宝添加辅食。

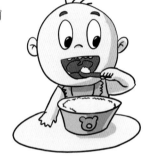

少数婴儿由于疾病等各种特殊情况而需要提前或推迟添加辅食,这些婴儿必须在医生的指导下选择辅食添加时间,但一定不能早于满4月龄前,并在满6月龄后尽快添加。

4. 辅食怎样添加

 小贴士:

婴儿辅食的添加原则:每次只添加一种新食物,由少到多、由细到粗,循序渐进。从一种富铁泥糊状食物开始,如强化铁的婴儿肉泥、米粉等,逐渐增加食物种类,逐渐过渡到半固体或固体食物,如烂面、肉末、碎菜、水果粒等。每引入一种新的食物应适应2~3天,密切观察宝宝是否出现呕吐、腹泻、皮疹等不良反应,适应一种食物后再添加其他新的食物。

按照辅食添加原则,辅食的状态应从稠到干,从泥糊状到末状,然后到碎丁状,最佳的添加顺序按食物大类分依次是谷类,包括面粉、米和薯类;蔬菜水果类,首选颜色鲜艳的蔬菜和水果,比如胡萝卜、青菜;动物性食品,包括肉类、鱼虾、蛋类;豆类和坚果类。当然,每一大类中选几种有代表性的给宝宝慢慢适应就可以了。

妈妈们在遵循辅食添加原则的基础上,分类添加,逐步达到食物多样,让宝宝从一开始就爱上吃饭,从此开启食物的魅力之旅。

5. 常见的不适合给宝宝吃的辅食有什么

日常生活中,有些妈妈认为汤汤水水和细软的东西都可以给宝宝吃,其实是不对的,下面列举几种常见的不适合给宝宝吃的辅食,来看看你"踩雷"了吗?

(1)鸡汤、鱼汤等肉汤:滋补的鸡汤和鱼汤含有丰富的蛋白质、维生素和矿物质等,但这些营养素主要集中在肉里,而汤中蛋白质和矿物质的含量并不高,脂肪含量却比较高,导致宝宝喝很多汤营养却没有达标,所以汤并不适合给宝宝吃,建议可以用不加盐的肉汤冲米粉、做粥、煮烂面再给宝宝吃。

(2)豆浆:豆浆主要以大豆为原料,制作简单方便,含有丰富的优质蛋白以及微量元素,尤其是大豆异黄酮号称"植物雌激素",对女性来讲是非常营养健康的饮品。不过,对婴幼儿来说,其营养成分不同于配方奶,也与鲜奶等奶制品有较大差异,因此不建议将豆浆作为婴幼儿食品。

(3)菜汤:菜汤与菜泥、蔬菜汁不同,蔬菜的营养价值主要是富含丰富的维生素和矿物质,而蔬菜经过高温水煮后,其中的维生素 C 被大量破坏,同时,一般蔬菜都含有大量水溶性的植酸、草酸,被水煮后释放到汤里,这些物质会抑制肠道中钙铁锌等的吸收。

(4)婴幼儿含糖饮料:婴幼儿含糖饮料,主要含有蔗糖、麦芽糖以及各种甜味剂,只能提供能量而几乎不含其他营养素,所以也不适合作辅食。

6. 宝宝需要咀嚼喂食吗

喂养人咀嚼后再喂食宝宝是一种不良的辅食添加方法,我们不提倡给宝宝咀嚼喂食。

一方面,7~24 月龄是宝宝从被动接受喂养到自主进食的重要转变阶段,在此期间应鼓励宝宝自己用手抓握食物,也可以用小勺,自己喂自己,多接触、感受和尝试多种食物,以促进宝宝的感知觉以及认知行为能力的发展;

另一方面,虽然 1 周岁之前的宝宝大多处于乳牙萌出前期,但婴儿牙床有一定的咀嚼食物的功能,尤其到 10 月龄后,妈妈们应主动适当添加小颗粒和块状食物,甚至可酌情给宝宝准备些较硬的磨牙食品,以促进宝宝乳牙萌出和颌骨发育。

最后,宝宝的免疫力比较脆弱,咀嚼喂食非常不卫生,有增加致病菌传播的风险,不利于宝宝的健康。

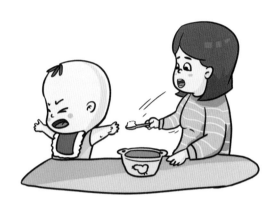

7. 随着辅食的添加,是否可以断奶

宝宝开始添加辅食后,母乳或婴儿配方奶仍是其重要的营养来源,应继续母乳喂养至两周岁或者更长至自然离乳。

辅食可以为宝宝提供能量及各种重要营养素,但不能为宝宝提供母乳中含有的多种免疫保护因子、细胞因子和生长因子等,这些生物活性蛋白可以调节免疫功能、促进宝宝大脑和胃肠道发育,对宝宝生长发育具有重要价值。研究表明,宝宝满 6 月龄后继续母乳喂养可显著减少腹泻、肺炎等感染性疾病及食物过敏等过敏性疾病的发生,降低成年后患肥胖、糖尿病、高血压等慢性病的风险,可见继续母乳喂养对宝宝近期和远期的营养具有重要影响,因此,辅食添加后,也应继续母乳喂养。

8. 宝宝一天的膳食安排是怎样的

开始添加辅食后,宝宝一日的膳食安排主要是辅食与母乳或者配方奶在时间上的合理分配。

由于宝宝胃容量较小,而生长所需的能量较大,因此为保证充足的能量和营养素,一日内需分多次少量进食。建议 7~24 月龄宝宝的饮食为一日 6 餐,即一天进主餐三次(进餐时间应与家人一日三餐的进餐时间一致),两主餐之间安排以奶类、水果和其他稀软面食为内容的加餐,睡前安排一次母乳或配方奶喂养。各餐之间的时间间隔应均匀,一般以 2~3 小时为宜。

　　注意:满 6 月龄后应尽量减少夜间喂养,以防止龋齿的发生。

9. 宝宝每天吃多少

　　根据月龄的不同,宝宝一天的进食量也不同,一般按照月龄分 3 个阶段:

　　第一阶段:7~9 月龄婴儿。做到每天辅食喂养 2 次,母乳喂养 4~6 次;每天提供至少 600 毫升奶量(包括母乳和配方奶);逐渐达到蛋黄和 / 或鸡蛋 1 个(过敏者相应增加 30 克肉类),肉禽鱼 50 克;适量的含强化铁的婴儿米粉、粥、烂面等谷物类和蔬菜。

　　第二阶段:10~12 月龄婴儿。每天辅食喂养 2~3 次,母乳喂养 3~4 次。每天提供约 600 毫升奶量;鸡蛋 1 个,肉禽鱼 50 克;适量的含强化铁的婴儿米粉、稠厚的粥、软饭、馒头等谷物类;继续尝试不同种类的蔬菜和水果,并根据婴儿需要增加进食量,可以尝试碎菜或自己啃咬香蕉、煮熟的土豆和胡萝卜等。

　　第三阶段:13~24 月龄的婴幼儿。每天辅食喂养 3 次,母乳喂养 3 次。每天仍保持约 500 毫升的奶量;鸡蛋 1 个,肉禽鱼 50~75 克;谷物类约 50~100 克;继续尝试不同种类的蔬菜和水果,尝试啃咬水果片或煮熟的大块蔬菜,增加进食量。

10. 宝宝辅食需要酱油、盐等调味品吗

　　宝宝辅食以淡口味为主,1 岁内的宝宝辅食不需要加入酱油、盐、鸡精等调味品,1 岁以后每天食用的盐最多不能超过两克。

　　首先,调味品的摄入损害宝宝肾脏功能。酱油和盐的摄入会导致血液中钠含量升高,而宝宝的肾脏发育尚不成熟,血液中过多的钠对宝宝的肾脏形成一种负担,甚至破坏肾脏功能,造成不可逆的损害。

　　其次,不加调味品有利于宝宝味觉发育。此阶段宝宝的味觉是非常敏感的,不加调味品让宝宝品尝食物多种最天然的味道,可提高宝宝对各种味道、

食物的接受力,不容易发生偏食和挑食。

最后,不要从小就培养宝宝"重口味"。由于婴幼儿期的口味对成年期口味的影响很大,从小就给宝宝吃过咸的食物,容易使宝宝养成嗜咸的膳食习惯,这种习惯可能会一直伴随其到成年,从而增加患高血压的风险。

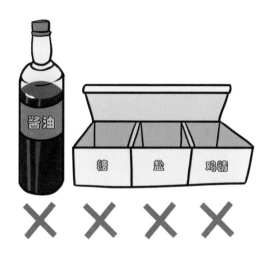

11. 宝宝辅食,为什么从含铁丰富食物开始

宝宝最先添加的辅食应该是富铁的高能量食物,如瘦肉泥铁强化的婴儿米粉,这是为什么呢?

首先,满 6 月龄后,宝宝若不及时补铁容易发生铁缺乏。研究表明,足月新生儿体内总铁量 250~300 毫克(约 75 毫克 / 千克体重),但宝宝 1 岁以内,每增加 1 千克体重需要铁 35~45 毫克,且体重增长很快,到 4~5 个月龄时,体重可达出生时的 2 倍,1 岁时可达出生的 3 倍或稍多,因此铁的需求量很高;同时,宝宝每天经胆汁、尿、汗液等排泄一定量的铁。

其次,母乳及配方奶的含铁量不能满足需求;母乳含铁量为 0.2~0.3 毫克 / 升,且单纯母乳中铁吸收率为 50%,显然不能满足宝宝的铁需求。尽管宝宝在妈妈体内最后 3 个月,体内储存了大量的铁,但宝宝长到 6 个月时,体内储存铁已经基本用完,如果不从辅食中添加含铁量高的食品,弥补奶类食品含铁量的不足,就很容易造成体内铁的缺乏。

实际上,7~12 月龄宝宝来自辅食的铁高达 99%。因而婴儿最先添加的辅食应该是富铁食物。

12. 宝宝缺铁对健康有什么危害

铁在人体内主要参与血红蛋白、肌红蛋白的生成,是多种酶的重要构成,缺铁可在很多方面影响宝宝的生长发育。

首先,铁是血红蛋白合成的重要原料,宝宝缺铁导致的疾病,最常见的是缺铁性贫血,在 7~24 月龄宝宝中比较多见。6 岁以下的儿童,血红蛋白低于 110 克 / 升,就可以诊断为贫血。

其次,由于铁是人体内多种酶的重要构成成分,缺铁会导致酶的活性降低,导致人体多种代谢紊乱,从而影响了各个系统的功能,主要包括消化系统、神经系统、免疫系统等。

13. 宝宝缺铁的主要症状是什么

宝宝缺铁的主要症状表现为:

(1)皮肤症状:由于血红蛋白合成不足,可表现为面色、口唇、黏膜苍白等贫血貌。

(2)消化系统症状:表现为食欲下降、常有呕吐、腹泻,可出现舌炎、胃炎和消化不良等,少数有异食癖(喜食泥土、墙皮等)。

(3)神经系统症状:表现在精神状态和智力发育方面,可有乏力、精神不振,对周围环境反应差,有时烦躁不安、记忆力减退等。

(4)免疫系统症状:可表现为宝宝机体免疫力降低,容易感染疾病。

14. 适合宝宝的含铁丰富的食物有哪些

缺铁对宝宝的健康危害很多,为避免铁缺乏的发生,妈妈们在饮食上要注意及时为宝宝补充一些含铁丰富的食物,适合宝宝的含铁食物常见如下:

(1)动物性食品,包括瘦猪肉、牛羊肉、动物肝脏和动物血制品等。这些食品铁含量高且主要为血红素铁,其吸收利用率高达 20%,是铁的最佳食物来源。尤其动物肝脏是预防缺铁性贫血的首选食品,每 100 克猪肝含铁 25 毫克,妈妈们可将肝脏制成肝泥给宝宝食用。

(2)铁强化食品,如额外添加铁元素的婴儿配方奶、婴儿米粉等,这些食品被额外添加的均为非血红素铁,因此,与动物性食品类比,铁的吸收利用率相对较低,可为婴幼儿补铁。

（3）鸡蛋黄含铁量较高,每 100 克含铁 7 毫克,但吸收率不如肉类,不过鸡蛋原料易得,食用方便,不失为一种价廉方便补铁食品。

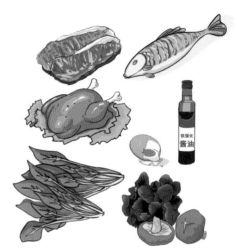

（4）木耳和蘑菇等菌藻类食物,黑木耳的含铁量很高,每 100 克的黑木耳含铁 185 毫克,遗憾的是均为非血红素铁,可同时摄入新鲜的富含维生素 C 的蔬菜水果,促进铁吸收。

（5）绿叶蔬菜,与其他蔬菜相比,绿叶蔬菜铁含量高,均为非血红素铁,但绿叶蔬菜含有丰富的维生素 C,能够促进非血红素铁的吸收。

15. 宝宝缺碘有什么危害

碘,有"智力元素"之称,是人体一种重要的微量元素,主要参与甲状腺激素的合成。缺碘会引起甲状腺素不足,造成中枢神经系统和骨骼系统不可逆性损害。

妊娠 6 个月到出生后 2 年内,是宝宝脑发育的关键期。该时期缺碘可使宝宝脑发育不良,导致智力低下,严重者可能导致宝宝患上克汀病,俗称"呆小症",具体表现为智力低下,伴随有听力、语言和运动障碍等方面的问题,严重可致大小便不能自理,发育畸形。

研究表明,在脑发育的关键期因缺碘而造成的脑发育不良是不可逆转的,因此,妈妈们要密切观察,一旦有缺碘现象,争取做到早发现早治疗。

16. 如何早发现宝宝缺碘

宝宝缺碘所致甲状腺低下患儿的最大特点,就是从出生就给人以"老实"的感觉。宝宝不愿吃奶或吃奶时吸吮没劲,不会因饥饿而吵闹,经常便秘,很少有动作或动作甚为缓慢,甚至过了几个月也不会抬头、翻身、爬坐等,千万不要把这些都看成是宝宝"省心""不淘气""不缠人",而应高度重视宝宝是否有甲状腺低下的可能,应该及早到医院检查确诊。

此外,如果宝宝有皮肤粗糙干燥、鼻梁塌陷、面相呆滞愚钝等现象,妈妈们也要警惕了,因为在医学上这样的症状称为碘缺乏病,此时的婴儿应该马上补碘。

17. 如何挑选预包装的婴幼儿辅食

给宝宝购买预包装的婴幼儿辅食,要尽量选择低盐低糖的产品,因此,妈妈们在挑选的过程中要注意查看其营养标签。

营养标签是预包装食品标签的一部分,包含营养成分表、营养声称、健康声明等一系列内容,妈妈们可以通过它了解食品的营养信息,以便选择适合宝宝食用的食品。营养成分表通常有三项主要内容,从左到右依次为营养成分的名称、营养成分的含量以及营养素参考值(NRV%)。营养成分表上,必须有能量 + 四大核心营养素(蛋白质、脂肪、碳水化合物、钠)这 5 个成分,主要是它们与能量摄入及常见慢性病相关。如果钠的营养素参考值(NRV%)过高,是不适合宝宝食用的。

食品标签中的配料表也可以提供重要信息。比如从配料表上可查到额外添加的糖。要注意的是,额外添加的糖除了表示为蔗糖(白砂糖)外,还有其他各种名称,如麦芽糖,果葡糖浆、浓缩果汁、葡萄糖、蜂蜜等。这些添加糖太多的食品也不适合宝宝食用。

18. 宝宝可不可以喝果汁

科学建议,6 个月内的宝宝不添加水果或者果汁,1 岁以内的宝宝添加水果泥或小果粒,13~24 月龄的宝宝仅可少量饮用果汁,饮用量每天不超过120 毫升。

可见,果汁并不是适合宝宝的饮品,为什么呢?

新鲜水果被榨成果汁后,会损失维生素和大量的膳食纤维,且等量的果汁比等量的新鲜水果含有更多的热量和糖分,容易导致宝宝发生肥胖、龋齿等问题。

此外,果汁还会造成食物中毒(如苹果籽含有氢氰酸)、食物过敏(尤其菠萝、芒果等)、甜味"上瘾"抗拒白开水、占用胃容积影响奶量、营养不良影响发育等问题。

因此,妈妈们尽量不要给宝宝喝果汁,让宝宝养成吃新鲜水果的好习惯吧。

19. 辅食不加盐,宝宝如何补碘

由于该阶段是宝宝脑发育的关键期,所以对碘的需求量也比较高,没有碘盐的摄入,宝宝补碘主要可通过以下途径:

(1) 通过母乳喂养补碘。研究表明,当妈妈碘摄入充足时,母乳中的碘能满足 1 岁内宝宝碘的需求。因此,哺乳期的妈妈要注意自身补碘,多吃含碘量高的食物,比如海带、紫菜、海鱼等。

(2) 选择碘强化的配方奶粉、食品补碘。不能母乳喂养或者担心母乳中的碘不能满足宝宝需求,可以选择碘强化的配方奶粉或者食品,弥补碘含量不足的问题。

(3) 辅食中添加含碘食物。这种食补的方法给宝宝补碘既容易又安全,妈妈们可在制作辅食的过程中有意识地添加含碘量高的食物,每周数次,常见补碘的辅食有紫菜豆腐羹、豆腐炖海带等。

20. 宝宝辅食安全卫生如何保证

宝宝辅食除了要营养健康,更重要的是保证安全卫生,防止食物被病原微生物污染,导致食源性疾病的发生。

自制宝宝辅食时,首先应选择新鲜、优质、无污染的食材,建议选择当地生产的畜禽肉类、鱼类及蛋类、新鲜蔬菜和水果;其次应做到清洁卫生,保证手和厨房用品清洁,对于水果和蔬菜做到彻底洗净,去掉外皮及内核,对于肉类做到生熟食品分开,以免交叉污染。最后,不能图省事,做一次辅食分几次给宝宝吃,要按照宝宝的食量大小,按需制作并尽快及时食用,未吃完的辅食应丢弃,防止煮熟后的食物被污染,给宝宝造成不必要的伤害。

21. 如何预防进食意外的发生

大块食物呛入气道引起窒息,弄翻热汤、粥而造成大面积烫伤,这些意外事故往往会对家庭和孩子造成不可弥补的伤痛。那么如何避免这些意外伤害呢?

首先在辅食的挑选及制作过程中,要注意有些食物是禁止2岁以下的宝宝食用的,比如整粒花生、腰果以及果冻,这些食物容易被吸入气管,引起窒息;对一些带有皮、核、骨头及刺的食物,比如鱼,要完全去除鱼刺,防止鱼刺等卡在喉咙等进食意外的发生;对于大豆、花生米整粒的坚果类食物,要先磨碎,制成泥糊浆等再给宝宝吃;

其次,宝宝在进食过程中一定要有家长的看护。2岁以下的宝宝不具备完全自主进食的行为能力,对一些潜在的危险不懂得防备,因此家长要严密看护,防止筷子、汤匙等餐具插进咽喉、眼眶;舌头、咽喉被烫伤,甚至弄翻火锅、汤、粥而造成大面积烫伤;误食农药、化学品等意外的发生。

22. 如何让宝宝规规矩矩地吃饭

24月龄内宝宝的饮食安排要逐渐做到定时、适量,有规律地进餐,不随意改变进餐时间和进餐量;鼓励和安排孩子用自己的餐具进餐,减少和避免家长喂饭。与全家人同桌进餐,以利于幼儿日后能更好地接受家庭膳食;养成良好的膳食礼仪。培养孩子集中精力进食,暂停其他活动(例如看电视,读书,讲故事等);家长应以身作则,用良好的饮食习惯影响孩子,使孩子避免出现偏食、挑食的不良习惯。家长不应强迫孩子进食,更不应以奖励或惩罚等方式使孩子进食。需通过引导、鼓励、改变烹调方式和食物风味等使孩子接受多种多样的食物。

23. 宝宝偏食、挑食怎么办

宝宝出现对辅食不感兴趣,或者对某种食物拒绝进食,妈妈们要观察宝宝是否有食用后不适的情况,在排除过敏因素的前提下,妈妈们可以尝试如下做法:

(1)努力将辅食做得更加漂亮有吸引力。辅食需要精心烹调,尝试变换辅食的形状、颜色以吸引宝宝注意力,同时宝宝通常喜欢吃味道温和、无刺激性、色彩丰富、柔软易嚼的食物。

(2)为宝宝创造轻松愉快的进餐环境。宝宝出现拒绝进食的情况,妈妈要鼓励进食,耐心喂养,切忌恐吓、责骂或以其他方式惩罚宝宝,影响其食欲。

(3) 增加宝宝食欲。通过增加宝宝的运动量,促进新陈代谢、吃饭前一小时不要给宝宝吃任何零食等,来增加宝宝的食欲。

其实,妈妈们如果能够在添加辅食时就注重食物多样的原则,让宝宝从小养成均衡饮食的习惯,日后是不容易出现挑食、偏食的。

24. 宝宝缺钙有什么危害

钙是构成人体骨骼和牙齿的主要成分,且在维持人体循环、呼吸、神经、内分泌、消化、血液、肌肉、骨骼、泌尿、免疫等各系统正常生理功能中起重要调节作用。宝宝缺钙的危害有哪些?

当宝宝钙摄入不足或肠道对钙的吸收减少时,体内缺钙直接影响钙向骨骼的沉积,机体中的钙不能正常地沉积于骨质中,就会导致骨质软化。颅骨钙化不足,常表现为囟门不闭;四肢钙化不足则出现 X 形腿,O 形腿;缺钙也不利于牙齿的健康,会导致出牙晚、出牙不齐,这些都是“营养缺乏性佝偻病”的表现,也就是通常说的“软骨病”。

此外,如果宝宝血液中钙磷含量明显偏低,会出现“低钙惊厥”。这是因为钙在血液中的重要作用是抑制肌肉兴奋性,防止过度收缩。当宝宝血液中的钙水平下降时,抑制作用减弱,肌肉兴奋性就会立即增高,肌肉会发生不由自主的收缩。累及四肢骨骼肌肉可出现抽筋,累及肠壁的平滑肌出现肠痉挛,从而出现腹痛等消化道症状。而且,在人体消化液中有许多钙,如果钙元素摄入不足,就容易导致宝宝出现食欲减退、智力低下、免疫功能下降等症状。

25. 如何判断宝宝是否缺钙

宝宝缺钙有神经、骨骼和肌肉 3 方面的表现。

轻微缺钙或者缺钙的早期,主要表现出精神神经方面的症状,如烦躁磨人,不听话爱哭闹,脾气怪;睡眠不安宁,如不易入睡、夜惊、早醒,醒后哭闹;出汗多,与气候无关,即天气不热,穿衣不多,不该出汗时也出汗;因为汗多而头痒,所以小儿躺着时喜欢摇头磨头,时间久了,后脑勺处的头发被磨光了,形成枕秃。这些现象或多或少存在时,才考虑缺钙。严重缺钙时,精神神经症状加重,会出现抽风,同时还会出现骨骼及肌肉的表现,如囟门闭合迟,出牙迟,会站走时间迟,还会出现鸡胸驼背、罗圈腿、肌肉松软无力等等。

如果宝宝有以上症状,有可能是缺钙,最好到医院进行检测。

26. 临床上怎么判断缺钙

目前,没有任何特异、敏感和稳定的评价方法。

枕秃、出汗、睡眠不好,都不是缺钙的典型症状,微量元素(钙虽然不是微量元素,但也经常被检测)、骨碱性磷酸酶及骨密度检测也不能诊断孩子缺钙。

判断孩子是否缺钙,应该结合体内维生素 D 的水平,同时根据饮食情况来综合分析。也就是说,应该是检测血清或血浆中 25-(OH)D,同时做膳食回顾。

27. 如何给宝宝补钙

宝宝如果是轻微缺钙,可以通过食补,富含钙的食物主要有奶和奶制品、大豆及豆制品、绿色蔬菜、鱼虾贝类、黑白芝麻等。同时要注意补充维生素 D,因为其可以促进钙的吸收,对于 24 月龄内的宝宝要保证每天维生素 D 400IU 的补充,同时鼓励多晒太阳,多多运动来补充钙质。如果是缺钙比较严重,则需要根据医生的指示,用药物来给宝宝补充钙质。宝宝补钙千万不能随意,如果补的钙超出了宝宝自身的需要,多余的钙会在身体内积存起来,给宝宝的身体带来危害,轻者引发便秘,严重者会出现肾结石等病症。

29. 如何正确带宝宝晒太阳

带宝宝晒太阳可以促进体内维生素 D 的合成,由于母乳中维生素 D 含量较低(低于 80 国际单位 / 升),日光照射是婴儿维生素 D 的主要来源,因此晒太阳这事很重要。

晒太阳也要讲究方式方法,首先要保证阳光充足,阳光中促进体内合成维生素 D 的是紫外线部分,因此不能隔着玻璃晒太阳,玻璃会阻挡住大部分紫外线;其次要保证皮肤暴露范围足够,同时避免日光暴晒或直射眼睛等敏感部位,以免对宝宝皮肤造成损失;最后阳光暴露时间充足,应尽量保证宝宝在日光下暴露 15 分钟到半个小时。

如果受当地季节、居住地纬度、环境污染等条件的影响，不能保证在阳光下暴露，应通过维生素 D 补充剂来满足婴儿维生素 D 需要，推荐 24 月龄内宝宝每天口服维生素 D 400IU。

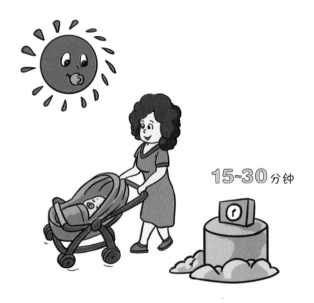

15~30 分钟

29. 你的宝贝缺锌吗

锌是人体必需的微量元素之一，与宝宝的智力发育及免疫功能密切相关。宝宝缺锌会表现为食欲减退、味觉异常、异食癖、免疫功能下降，易发生感染，生长发育迟缓等等，但目前对于缺锌并没有特定的临床症状和生化特征改变，也没有非常准确的评价指标来评价。

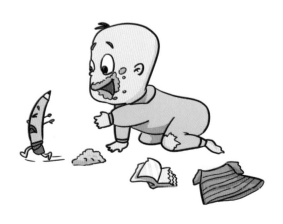

判断宝宝是否缺锌,需要结合膳食情况、疾病史、生长发育水平和血浆锌含量,观察是否有锌摄入不足或者丢失增加的情况来综合判断。提醒家长单凭微量元素检测并不靠谱,请不要盲目检查,以免造成不必要的心理负担,误导治疗。

30. 如何保证宝贝不缺锌

锌的食物来源主要有海鲜类、红肉、动物内脏、干果类等等。因此为了防止宝宝缺锌,建议妈妈们要保证宝宝每天有动物性食物的摄入,经常食用鱼虾贝等海鲜类和干果,每周吃一次肝脏。

但补锌也不可过量,补充过量又会影响宝宝对钙、铁等其他微量元素的吸收。其实最好的补充微量元素的办法就是给宝宝提供均衡的饮食,妈妈们要努力丰富宝宝的餐桌。

31. 宝宝饮水的学问

水是机体七大营养素之一,正确的饮水是宝宝健康的基本保障,不要以为喝水这件事很简单,其实学问也很大。

首先,宝宝每天要喝多少水。

根据我国推荐,0~6 月龄宝宝单纯靠母乳或者配方奶能够满足水的需求,不需要额外喂水。7~12 个月,每天需要喝 900 毫升,添加辅食和饮水提供的水量约为 330 毫升;1~2 岁,每天需要喝 1 300 毫升,添加辅食和饮水提供的水量约为 825 毫升。

其次,白开水是宝宝最好的饮料。

有家长为了能够让宝宝多喝些水,就用果汁、钙水、菜水等有味道的水诱导宝宝多喝水,宝宝喝惯了有味道的水,势必造成对白开水的排斥。

此外,果汁之类的甜味水,会增加口腔问题的隐患,长期果汁水容易导致龋齿形成。对于已经不接受白开水的宝宝,家长可以逐渐减少果汁、水果水的浓度,循序渐进,把果汁、水果水变淡,最后逐渐接近白水,让宝宝重新接受白开水,养成喝白开水的习惯。

最后,有些情况需要额外补充水。

通过宝宝的尿量和颜色评判,每天排尿次数 6~8 次左右,颜色呈无色或

微黄色,这就意味着宝宝体内水分充足,可以不
用额外补充水分。通常在气候干燥、宝宝发热
或者腹泻、宝宝出汗多的情况下,会出现排尿
次数减少,尿液颜色偏黄,这时就应该及时补
水了;如果有腹泻甚至发热引起脱水严重的情
况,需要遵医嘱,可能会用到补液盐,不要盲目
喂水。

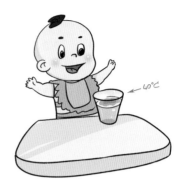

32. 进口奶粉比国产奶粉好吗

目前,国产奶粉在质量上与进口奶粉没什么差别,从配方奶粉的营养成分
表上看,进口奶粉中所含有的营养物质,如花生四烯酸(AA)、DHA、核苷酸、β-
胡萝卜素等,国内名牌配方奶粉均有添加。对宝宝来说,婴幼儿奶粉与母乳越
接近越好,并不是越洋越好。

33. 宝宝有牛奶蛋白过敏症怎么办

牛奶蛋白过敏(CMPA)为牛奶蛋白引起的异常或过强的免疫反应,多见
于婴幼儿,是一种全身的过敏反应。表现为宝宝直接或间接(乳母饮用)饮用
牛奶及其制品后,出现呕吐、腹泻、湿疹、咳嗽等症状,严重者可出现急性过敏
综合征,如出现喉头水肿、呼吸困难以及过敏性休克甚至危及生命。

治疗牛奶蛋白过敏的最佳方法是回避牛奶蛋白,同时给予低过敏原性配
方替代治疗。

母乳喂养的宝宝若有牛奶蛋白过敏症,妈妈需在哺乳期停止饮用牛奶及
其制品,配方奶喂养的宝宝如有牛奶蛋白过敏症,也要立即停止含有牛奶蛋白
成分的配方奶及食物,以低过敏原性配方替代。2 岁后可进行无奶饮食。

注意:对于哺乳期的妈妈,牛奶是重要的钙的来源,因此,在停止饮用牛奶
期间要注意食用其他富含钙的食物或者遵医嘱补充钙剂。

34. 预防宝宝龋齿的饮食建议

宝宝自 6 个月左右萌出乳牙,一直到 12 岁左右乳牙才逐渐被恒牙代

替,乳牙发生龋齿,会降低牙齿的咀嚼功能,不利于食物的消化吸收,并且影响恒牙的萌出,容易导致将来换牙后牙齿排列不齐,甚至造成口腔的永久变形。

因此,妈妈们要特别重视 7~24 月龄宝宝的口腔护理,在饮食上注意做到以下两点:

一是要避免食用容易导致龋齿的食物,例如糖分较高的糖果、饼干、蛋糕及各种零食等,这类食物通常比较甜、黏,黏在牙面上不易清洁下来;

二是乳牙萌出后尽快戒掉睡前喝奶和喝夜奶的习惯。母乳及配方奶导致宝宝们新长的牙齿发生龋坏的概率极高,口腔医生建议,在宝宝上门牙开始萌出的时候就要戒掉睡前喝奶和喝夜奶的习惯,一般建议不要超过 1 岁,这样可以避免牙齿在奶水里的长时间浸泡,减少龋齿的发生。

35. 宝宝喝奶粉喝到多大合适

中国营养学会发布的幼儿膳食指南提出,对于 1 岁以下的宝宝,配方奶粉是最佳的代乳品。1 岁以后可以引入牛奶等液态奶及其制品。宝宝断奶后建议继续添加配方奶粉。

一是 1 岁之前,宝宝的肠胃和咀嚼功能尚未发育完全,依靠日常饮食难以满足宝宝的生长的营养需求。而配方奶粉会根据宝宝生长发育需求,特别强化添加钙、锌、维生素 A、维生素 D 等营养素,这些营养素在牛奶或日常饮食中含量较低。

二是宝宝对普通牛奶及其制品的消化吸收率不高。牛奶中所含的蛋白质和脂肪物质对宝宝来说都是比较难消化的,而且牛奶在经过高温煮沸的加工过程,所含的维生素等营养物质会有很大损失。另外虽然牛奶所含的钙、磷总量高,但其比例不当不利于宝宝吸收,甚至会加重宝宝肾脏负担。

36. 早产儿如何科学健康地追赶体重

胎龄在 37 周以前出生的活产婴儿称为早产儿,其出生体重大部分在 2 500 克以下,头围在 33 厘米以下,不过,虽然早产儿"先天不足",只要科学喂养,是能够赶上同龄小孩的。

早产儿有种特殊的发育现象叫做"追赶生长",大多发生于 2 岁之内,因此,妈妈们要抓住黄金追赶期,尽早为宝宝建立良好的喂养方式。最好选择母乳喂养,且按需求哺乳,切不可喂养过度,出现"追赶性肥胖"。如果母乳不够或者母乳喂养不足可以选择早产儿配方奶粉。同时,尽量找专业医疗机构评估孩子的生长发育状况。

37. 宝宝喝奶就腹泻,是乳糖不耐受吗

乳糖不耐症是因机体缺乏乳糖酶引起的,宝宝乳糖不耐受主要表现为腹泻次数增加,大便性状异常,有奶块,少数宝宝有回奶或呕吐,多无发热。如果怀疑宝宝有乳糖不耐受症,可以先尝试无乳糖饮食,若 2 周内胃肠道症状消失,而再次尝试乳糖饮食后症状复发,可以考虑乳糖不耐受。可带宝宝到医院进一步确诊。婴幼儿常用的检查方式是大便还原糖及 pH 测定、尿半乳糖监测试验。

乳糖不耐受的宝宝如果大便次数不多且不影响生长发育,无需特殊治疗。若腹泻次数多,体重增加缓慢则需调整饮食。

38. 乳糖不耐受的宝宝如何喂养

确诊是乳糖不耐受的宝宝,可先用无乳糖配方乳代替,待腹泻停止后再根据宝宝的耐受情况,逐渐增加母乳喂哺次数,逐渐改用母乳和无乳糖配方乳混合喂养。

乳糖不耐受的宝宝替代食品有无乳糖配方奶,以黄豆为基础经特殊制造的配方奶即豆乳、谷类或麦类食品,在新鲜牛奶中加乳酸菌发酵制成的酸乳等。妈妈们可选择其中的替代食品,保证宝宝的营养需求。

39. 如何评价宝宝的生长发育状况

宝宝的体格发育和营养状况常用体重、身高(长)和头围等指标来评价。一般宝宝生长状况评价最好在专业儿童保健机构由专业人员完成,如条件不允许,在家中进行自我评价需注意以下问题:

一是掌握正确的测量方法。7~24 月龄宝宝通常每 3 个月到半年测量一次。并将定期连续测量的生长指标,按年龄身长、年龄体重绘制成生长曲线。

二是掌握正确的评价方法。将宝宝的生长曲线与WHO儿童生长标准作比较,如果与生长标准的中位线平行,说明宝宝生长比较平稳。而生长曲线有明显上升或者下降时,要查找原因,看是否有喂养过度或者喂养不良,及时调整。

　　体重和身长的具体测量方法及WHO儿童生长标准见附录。

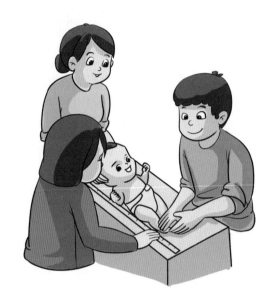

40. 宝宝腹泻期间需要禁食吗

　　宝宝发生腹泻期间,除了排便多、呕吐重者须禁食几小时外,一般情况并不需要刻意禁食。

　　由于宝宝胃肠道的抵抗力比较弱,很容易受到病毒细菌的感染造成腹泻,妈妈们不必过分担心,掌握正确的处理方法,可以帮助宝宝顺利渡过难关,恢复健康。

　　首先,腹泻期间要适当为胃肠道"减负"。所说的减负不是禁食,禁食可能让肠道出现进一步的损伤。可以继续母乳喂养,不要再大鱼大肉地喂,选择容易消化的米粉、蔬菜粥等。当然宝宝有拒绝进食的情形也不要强迫宝宝进食。

　　其次,及时补液防止脱水。腹泻最严重的后果是因频繁腹泻导致水分丢失和电解质紊乱,严重损伤机体器官甚至危及生命。因此妈妈要注意观察宝宝,如发现宝宝有嘴巴发干,少尿,哭时少泪等缺水症状要及时补液,选择鲜榨果汁或者咸米汤等含有糖、盐的液体,或者直接到药房买口服补液盐服用。

最后,补充肠道丢失的"益生菌"。腹泻会引起肠道有益菌的缺失,如果能及时补充益生菌,有利于恢复肠道菌群平衡,促进肠道正常功能。可服用活性乳酸杆菌和双歧杆菌等"益生菌"。注意用药时忌用热水,忌与抗生素同用。

41. 吃香蕉能缓解宝宝便秘吗

香蕉中含有一定的膳食纤维及脂肪,有一定的通便润肠的效果,但不是所有的香蕉都能够缓解便秘。没熟透的香蕉含有"鞣酸",尝起来味道涩涩的,这是一种会减少胃肠蠕动的物质,吃了非但不能帮助通便,反而可导致便秘。尤其北方吃到的香蕉,均经过催熟后才成熟,即使尝不出涩味了,但鞣酸的成分仍然存在。

所以,用香蕉缓解宝宝便秘不一定奏效。给妈妈们推荐些实用的防治宝宝便秘的方法,一是让宝宝养成良好的排便习惯,可以固定在早上起床后或者吃完早饭后,时间一般控制在 10 分钟;二是均衡饮食,添加粗粮、多吃蔬菜水果等,比如红薯、玉米、燕麦、芹菜、苹果、火龙果等,因为这些食物富含食物纤维,可以促进肠蠕动,具有润肠通便的效果;三是足量饮水,增加胃肠道水分,防止大便干燥;四是加强运动,通过运动促进胃肠蠕动。

42. 宝宝积食有什么症状

宝宝积食多是由于妈妈们喂养过多,导致宝宝脾胃受损,消化不良造成积食,积食的典型症状有:

一是宝宝胃口变差,表现食欲减退,厌食,甚至餐后恶心呕吐;

二是舌苔白厚或黄腻、嘴里有酸腐气味;

三是腹胀鼓起,且不排大便或排便困难;

四是手、脚心热,严重者可引起发热;

五是容易哭闹和烦躁,睡觉不踏实。

43. 宝宝积食如何饮食调理

宝宝积食和不当喂养有很大的关系,因此发生积食后要及时在饮食上作出调整。首先要控制饮食,选择口味淡的食物,比如容易消化的米粥、面条等,不吃油炸、膨化食品,少吃甚至不吃肉类,晚上不吃太饱。其次,增加饮用温热白开水,可服用益生菌,增加户外活动,促进大肠蠕动保证大便通畅。最后,对于比较严重的积食的宝宝,可以在医师指导下进行药物调理或推拿按摩。

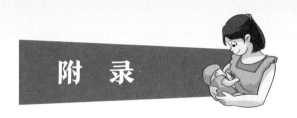

附 录

附录一 婴幼儿身长、体重、头围测量方法

1. 如何测量婴幼儿的身长

身长是指卧位时头部、脊柱和下肢长的总和。身长测量应在温度适宜的房间进行。

24 月龄内的婴幼儿一般采用卧式量板(或量床)测量身长。测量身长用的卧式量板由一条长 120 厘米的底板及在其一端与之垂直的顶板组成,另有一可以移动于底板纵槽上的足板。该足板必须与顶板平行,与底板垂直,在底板中线两侧要嵌有两条与长边平行的量尺,其刻度可读至 0.1 厘米。测定步骤:①将量板放在平坦地面或桌面;②脱去小儿鞋帽和厚衣裤,使其仰卧于量板中线上;③助手固定小儿头部使其接触头板。此时,小儿面向上,两耳在同一水平上,两侧耳廓上缘至眼眶下缘的连线与量板垂直;④测量者位于小儿右侧,在确定小儿平卧于底板中线后,将左手置于小儿膝部,使其固定,用右手滑动滑板,使之紧贴小儿足跟,然后读取读数至小数点后一位(0.1 厘米)。

如何在家里给婴幼儿测量身长:测量前先脱去婴儿的鞋、袜、帽、外衣裤及尿布。在家里,如果没有专用量板,也可让婴儿躺在桌上或木板床上,在桌面或床沿贴上一软尺。在婴儿的头顶和足底分别放上两块硬纸板,读取头板内侧至足板内侧的长度,即为婴儿的身长。测量身长时需注意足板一定要紧贴婴儿的足底,而不能只量到脚尖处,否则,会使测得的身长大于其实际身长;同时用左手按直婴儿的双膝部,使两下肢伸直、并拢、紧贴桌面或床板。

2. 如何测量婴幼儿的体重

体重是身体各器官系统和体液重量的总和。婴幼儿体重是反映婴幼儿健康状况、判定婴幼儿体格发育和营养状况的重要指标。体重的测量应尽可能使用杠杆式体重计,最好是带有躺卧厢或折叠椅床的婴幼儿专用体重计。体重计应定期校验,确保测量准确。体重测量应在温度适宜的房间进行。

测量体重时,应让婴幼儿排空大小便,衣服尽量减少,脱掉衣裤、鞋袜,最好仅穿内衣、短裤或内层薄衣。1岁内的婴儿应平卧在体重计的卧厢内,1岁后的婴幼儿可坐在体重计的小椅子上。测量者移动体重计上的游码,直到刻度尺呈水平位置时,读取游码处刻度数。带有电子显示的体重计,应在婴幼儿安静无哭闹时读取数据。24月龄内宝宝体重精确到10克。

3. 如何在家里给婴幼儿测量体重

在家庭没有婴幼儿专用体重计的情况下,可采用如下办法进行测量:①家长抱着婴幼儿站在磅秤上称体重,然后再称家长的体重,两数相减即为婴幼儿体重;②将婴幼儿用被单兜起,用杠杆秤勾挂称重,然后减去被单及包括尿布在内的一切衣物重量,即为婴幼儿体重。需要注意的是,由于普通家用体重秤的测量误差在100克左右,所以采用这种方法不能准确得知婴幼儿在一周内的体重增长,而只是适于了解较长时间的体重变化。在家庭没有取暖条件的情况下,寒冷季节测量婴幼儿体重时,应将婴幼儿所穿的衣服及尿布等重量扣除。

4. 如何测量婴幼儿头围

头围测量:①测量者位于婴幼儿右侧或前方,被测婴幼儿取坐位或仰卧位;②测量者用左手拇指将软尺零点固定于头部右侧眉弓上缘处,软尺经枕骨粗隆(后脑勺最突出的一点)及左侧眉弓上缘回至零点;③软尺在头两侧的水平要一致;④测量时,婴幼儿需脱帽,测量时软尺应紧贴皮肤,不能打折,长发或梳辫者,应先将头发在软尺经过处向上、下分开,使软尺紧贴头皮;⑤读数时以厘米为记录单位,保留小数点后一位。

附录二　世界卫生组织(WHO) 0~2 岁儿童生长曲线

1. 年龄别身长 Z 评分(女)

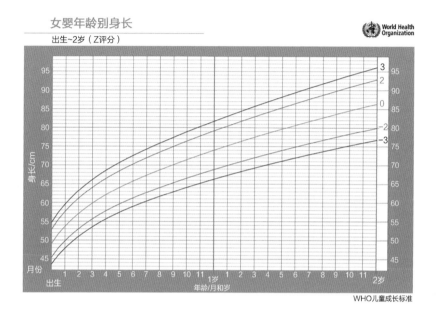

2. 年龄别身长 Z 评分(男)

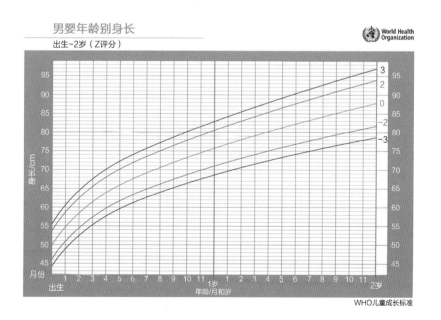

3. 年龄别体重 Z 评分（女）

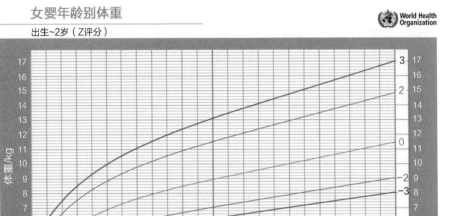

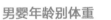

4. 年龄别体重 Z 评分（男）

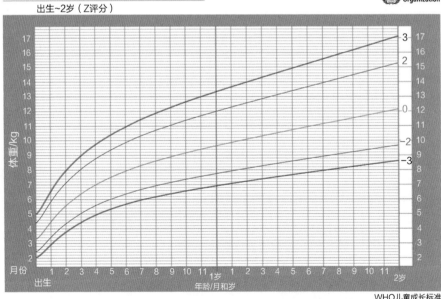

5.　年龄别头围 Z 评分（女）

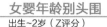

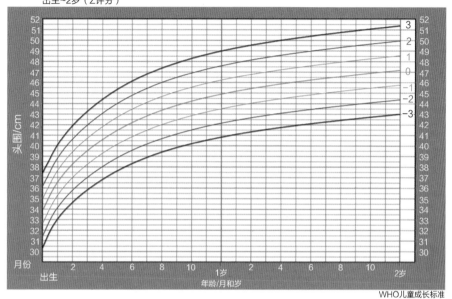

WHO儿童成长标准

6.　年龄别头围 Z 评分（男）

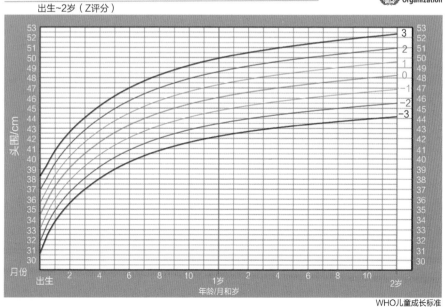

WHO儿童成长标准

7. 身长别体重 Z 评分（女）

女婴身长别体重
出生~2岁（Z评分）

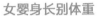

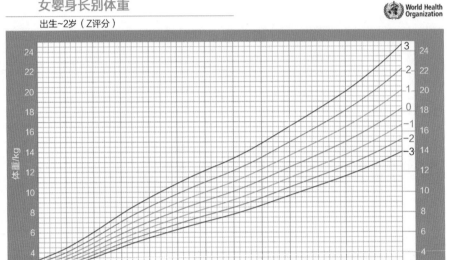

WHO儿童成长标准

8. 身长别体重 Z 评分（男）

男婴身长别体重
出生~2岁（Z评分）

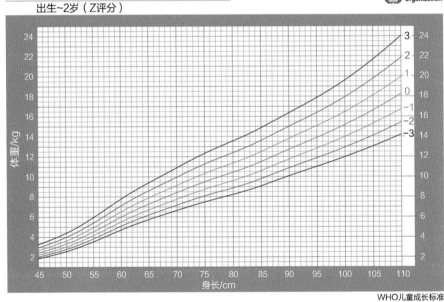

WHO儿童成长标准

9. 年龄别 BMI Z 评分（女）

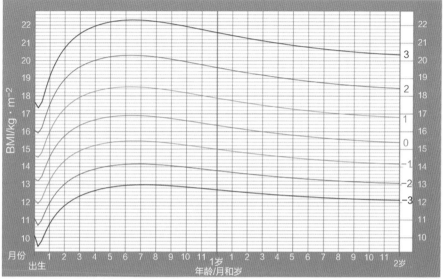

女婴年龄别BMI
出生~2岁（Z评分）

WHO儿童成长标准

10. 年龄别 BMI Z 评分（男）

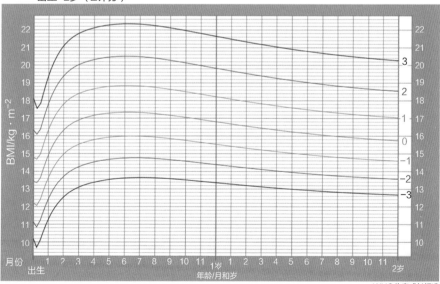

男婴年龄别BMI
出生~2岁（Z评分）

WHO儿童成长标准

附录三　食　　谱

1. 备孕期妇女食谱

餐次	第一套			第二套		
餐次	菜名	配料	重量/克	菜名	配料	重量/克
早餐	菠菜面	菠菜	100	豆腐脑	老豆腐	60
		大葱	10		香菜	10
		标准粉挂面	50	青椒土豆丝	马铃薯	100
					青椒	50
	煮鸡蛋	鸡蛋	50	韭菜包子	韭菜	50
	牛奶	鲜牛奶	300		面粉	75
					羊肉	20
上午加餐	橙子	橙子	200	西瓜	西瓜	150
午餐	杂粮米饭	红薯	30	杂粮米饭	稻米	50
		蒸米饭	100		玉米糁	20
	青椒炒肉	青椒	80	炒肉片	洋葱	猪肉	25
		瘦猪肉	50		洋葱	100
		姜	5		莴笋	莴笋	100
	白菜豆腐汤	小白菜	100	炒鸡蛋	鸡蛋	50
		北豆腐	60	三丝汤	马铃薯	10
	西红柿炒鸡蛋	西红柿	100		黄胡萝卜	10
		鸡蛋	50		猪瘦肉	10
下午加餐	瓜子	西瓜子	25	橙子	橙子	50
	苹果	苹果	100	牛奶	鲜牛奶	300
晚餐	山药小米粥	山药	50	八宝粥	稻米	10
		小米	30		小米	10
		绿豆	10		黑米	5
	洋葱拌木耳	洋葱	50		花生米	10
		干木耳	3		红小豆	5
	海米炒冬瓜	冬瓜	80		枣(干)	5
		海米	5		绿豆	5
		大蒜	5	炒豆芽	黄豆芽	100
	清蒸草鱼	草鱼	50	红烧鱼块	鲤鱼	50
	馒头	标准粉馒头	100	馒头	面粉	50

注:每日烹调用油25克,碘盐5克。

2. 孕中期妇女食谱

餐次	第一套			第二套		
	菜名	配料	重量/克	菜名	配料	重量/克
早餐	蛋炒饭	鸡蛋	60	豆浆	豆浆	300
		胡萝卜	25	凉拌黄瓜	花生米	5
		稻米	50		黄瓜	50
	清炒西蓝花	西红柿	50		芹菜	50
		西蓝花	100	鲜肉包	面粉	60
	牛奶	鲜牛奶	300		猪肉	25
	麦片粥	燕麦片	25	蒸红薯	红薯	70
上午加餐	草莓	草莓	100	香蕉	香蕉	150
	酸奶	酸奶	200	牛奶	鲜牛奶	300
午餐	杂粮米饭	稻米	50	面条	面粉	80
		高粱米	15		菠菜	50
	白菜豆腐粉条	豆腐	80	打卤	猪肉	25
		粉条	20		金针菇	5
		大白菜	50		木耳	5
		土豆	75	胡萝卜炒猪肝	猪肝	50
		瘦猪肉	50		胡萝卜	70
	烧带鱼	带鱼	80	红烧鲫鱼	鲫鱼	80
下午加餐	榛子	榛子	10	橙子	菠萝	100
	苹果	苹果	100	酸奶	酸奶	200
晚餐	玉米馒头	小麦粉（标准粉）	50	韭菜鸡蛋饼	面粉	50
		玉米面	15		鸡蛋	50
	海带炖鸡块	海带	50		韭菜	50
		鸡块	50	红豆花生小米粥	红小豆	10
	小米南瓜粥	小米	15		小米	30
		南瓜	50		花生	10
		绿豆	5	西葫芦炒肉片	西葫芦	100
					鸡胸脯肉	50

注:每日烹调用油25克,碘盐5克。

3. 孕晚期妇女食谱

餐次	第一套			第二套		
	菜名	配料	重量/克	菜名	配料	重量/克
早餐	鲜肉包	猪肉	30	红豆包	赤小豆	25
		小麦粉（标准粉）	50		白砂糖	10
					小麦面粉	50
	小米绿豆粥	小米	30	紫菜蛋花汤	红薯	50
		绿豆	10		紫菜（干）	3
					鸡蛋	50
	煮鸡蛋	鸡蛋	50	肉末豆腐	猪肉	25
	炒油菜	油菜	100		北豆腐	60
上午加餐	芒果	芒果	200	梨	梨	150
	酸奶	酸奶	200	牛奶	牛奶	300
午餐	面条	小麦粉（标准粉）	50	杂粮米饭	稻米	60
					小米	40
	清蒸鲈鱼	鲈鱼	100	菠菜炒猪肝	猪肝	25
	打卤	猪肉	40		菠菜	100
		腐竹	15	清蒸草鱼	草鱼	100
		木耳（干）	5		大葱	10
		金针菇	5	海带冬瓜排骨汤	排骨	50
					冬瓜	100
	清炒菠菜	菠菜	100		海带	50
下午加餐	瓜子	西瓜子	10	枣	枣	100
	牛奶	牛奶	300	酸奶	酸奶	200
晚餐	杂粮米饭	稻米	75	牛肉面	小麦面粉	50
		玉米糁	20		牛肉（瘦）	50
	菜花炒鸡肉	菜花	100	黄瓜拌花生米	小白菜	100
		鸡胸脯肉	40		黄瓜	50
	冬瓜虾皮	虾皮	5		花生	10
		冬瓜	100		大蒜	10

注:每日烹调用油25克,碘盐5克。

4. 哺乳期妇女食谱

第一套				第二套		
餐次	菜名	配料	重量/克	菜名	配料	重量/克
早餐	鸡蛋饼	小麦粉（标准粉）	80	红枣发糕	小麦粉（标准粉）	75
		鸡蛋	60		玉米面	50
		胡萝卜	20		金丝小枣	10
	红枣山药小米粥煮鸡蛋	小米	30	鸡肉蔬菜粥	香大米	30
		枣（干）	5		菠菜	50
		山药	50		鸡胸脯肉	3
		黑豆	10	苦瓜炒鸡蛋	鸡蛋	50
	芹菜豆腐干	芹菜	70		苦瓜	75
		豆腐干	50	牛奶麦片	牛奶	300
					燕麦片	25
上午加餐	苹果	苹果	250	橙子	橙子	200
	酸奶	酸奶	200	松子仁	松子仁	25
午餐	杂粮米饭	稻米	75	猪肉虾仁水饺	小麦粉（标准粉）	100
		黑豆	15		猪肉（瘦）	50
		玉米糁	15		韭菜	100
	小白菜炒木耳	木耳（干）	5		虾仁	50
		小白菜	100	鱼丸豆腐丝瓜汤	清江鱼	30
	番茄猪肝汤	番茄	100		豆腐	20
		猪肝	50		丝瓜	50
	萝卜排骨汤	胡萝卜	80	菠菜粉条	菠菜	60
		猪小排	50		粉条	30
		海带	10			
下午加餐	核桃	核桃	10	草莓	草莓	150
	牛奶	牛奶	300	酸奶	酸奶	200
晚餐	香菇鸡块面	小麦粉（标准粉）	75	红薯米饭	稻米	75
		香菇	20		红薯	50
		肉鸡	50	腐竹拌茼蒿	腐竹	50
	清蒸鳕鱼	鳕鱼	70		茼蒿	60
	蒜蓉油麦	油麦	50	海带萝卜排骨汤	猪小排	50
		大蒜	10		胡萝卜	30
					海带	20

注：每日烹调用油25克，碘盐5克。

5. 1~2 岁幼儿食谱

餐次	第一套			第二套		
	菜名	配料	重量/克	菜名	配料	重量/克
早餐	鸡肉香菇油菜粥	鸡肉	15	小米黑米粥	小米	10
		香菇	10		黑米	10
		油菜	15	鸡肉丁炒荷兰豆	鸡胸脯肉	20
		稻米	20		荷兰豆	60
上午加餐	香蕉	香蕉	50	火龙果	火龙果	50
午餐	杂粮米饭	稻米	25	虾仁蛋炒饭	稻米	20
		小米	5		小米	10
	清蒸鳕鱼	鳕鱼	40		虾仁	40
		胡萝卜	35		鸡蛋	40
	胡萝卜炒土豆	土豆	25	菠菜豆腐汤	菠菜	50
					豆腐	10
下午加餐	苹果	苹果	50	猕猴桃	猕猴桃	50
晚餐	西红柿牛肉面条	牛肉	20	羊肉胡萝卜水饺	小麦面粉	20
		西红柿	25		羊肉(瘦)	20
		面条	20		胡萝卜	20